KETO QUEEN

AVERTISSEMENT

Mise en pages intérieure : Frédéric Voisin
Photo de couverture : © Jérôme Dominé/Abaca Press
Photos intérieures : © Jerome Dominé/Abaca Press p. 181 ;
© Corinne Dubreuil p. 178 ; © Noah Dereveux,
Strive Challenge/Big Change p. 180
© Shutterstock pour les pages 151, 153, 156, 159, 161, 163, 164

Dépôt légal : 3e trimestre 2024
ISBN : 978-2-36549-826-5
ISBN ebook : 978-2-36549-827-2

Imprimé et façonné par GPS (Slovénie)

FSC www.fsc.org
MIXTE
Papier | Pour une gestion forestière responsable
FSC® C118234

MARION BARTOLI

KETO QUEEN

THIERRY SOUCCAR ÉDITIONS

Sommaire

AVANT-PROPOS

31 DÉCEMBRE. LA PLANÈTE S'APPRÊTE À célébrer une nouvelle orbite autour de son astre. Mon cerveau n'est pas encore aux festivités qui vont débuter dans quelques heures pour entrer en fanfare dans cette nouvelle année 2024. Il est concentré sur le travail. Sérieux, absorbé, en pleine préparation de la prochaine émission des Grandes Gueules du Sport de RMC. Cette matinée a pourtant débuté d'une manière bien étrange, inattendue. Au réveil, mon téléphone pullule de messages de félicitations. On mentionne une « Légion d'honneur » dont je n'ai pas eu écho. Il doit y avoir une erreur, j'aurais été informée officiellement, me semble-t-il, d'un tel événement. Mon mari me le confirme : *« Tu as vu que tu étais partout sur Internet ? Dans les sujets d'actualité qui buzzent. »* Ce n'est pas une chose sur laquelle je m'arrête en temps normal. Sauf que là, le sujet est totalement inhabituel. Tous les titres se copient : *« Marion Bartoli nommée chevalier de la Légion d'honneur dans la promotion*

du 1er janvier 2024». J'en reste abasourdie quelques minutes, avant que le devoir professionnel ne reprenne le dessus. Je m'y pencherai plus tard, la priorité est à ma chronique, à l'émission qui approche. J'ai encore quelques petits points à fignoler. À peine le temps d'y remettre le nez que l'équipe de RMC m'appelle : *« Tu pourrais intervenir dans la matinale avant les Grandes Gueules ? On voudrait te faire réagir sur ta Légion d'honneur. »* D'un seul coup, tout devient très réel.

Je me pose quelques secondes pour réaliser. Je me retrouve en tête-à-tête avec cette petite fille, pas plus haute que trois pommes, qui a appris à manier sa raquette de tennis dans son village de Retournac en Haute-Loire. Je repense au chemin qu'elle a parcouru. Je revois mes parents, indéfectibles supporters, m'inculquer le sens de l'effort. M'apprendre que les seules limites sont celles que l'on se pose soi-même, si l'on rêve trop étriqué. Je me repasse le film en accéléré, jusqu'à cette distinction qui m'emplit de fierté, de gratitude. Rassurez-vous, depuis j'ai bien reçu la lettre officielle qui aurait dû me l'annoncer avant tout le monde. La Poste n'étant pas très fonctionnelle à Dubaï, la missive m'attendait sagement au Consulat général.

Dans cette distinction, je vois la reconnaissance de ma carrière professionnelle sur des terrains de tennis, certes, mais pas seulement. J'ai tant à cœur de participer à faire rayonner le tennis français, de démocratiser le sport en général, de toucher le public le plus large possible avec ses valeurs universelles et fédératrices. Désormais je m'y emploie derrière des micros, avec la même ferveur que celle exprimée sur des courts. Avec la même passion aussi. Cette transmission, c'est ce qui m'anime. Si mon expérience peut inspirer, faire naître des vocations, j'en serais comblée. Car vous le savez sûrement, vous qui êtes venus à ma rencontre à travers ces quelques pages. Mon parcours a été auréolé de victoires, rythmé par d'incommensurables sacrifices, parsemé de périodes sombres et dévastatrices aussi. Le tout déroulé dans le moindre détail dans les pages *people*. C'est le prix à payer, j'imagine, pour toute personnalité publique. Vos succès, comme vos échecs, ne vous appartiennent plus. Ils appartiennent à tous, que vous le vouliez ou non. Quand c'est positif, on s'en réjouit. Quand c'est négatif, on endure en silence.

Durant ma « première carrière », en tant que joueuse de tennis professionnelle, j'ai eu la chance et l'immense honneur d'accrocher les premières places du podium français. Cela, personne ne peut me l'enlever. J'ai gagné mes galons. Mon seul regret, peut-être, serait que les magazines se sont davantage délectés de commentaires sur mon physique que sur mes exploits. Des commentaires blessants, misogynes souvent, débités sans aucun scrupule. Tellement de quolibets accumulés sur un sujet qui n'aurait même pas dû en être un : mon poids. Des formes flatteuses de grande sportive, des formes moins flatteuses liées à la maladie, des formes qui reviennent sans qu'on ne puisse les maîtriser. Plutôt que de laisser des ignorants critiquer, autant vous dévoiler moi-même la vérité.

Mon combat avec l'alimentation fut âpre et cruel. J'ai choisi de vous en livrer tous les secrets. Non pas pour attirer la compassion, mais pour vous en faire bénéficier. Tant de personnes sont, en ce moment même, plongées dans le même désarroi qui fut le mien pendant tant d'années. Trop de personnes souffrent, se pensant seules au monde, avec des kilos superflus accrochés telles des sangsues, avec des niveaux de fatigue qui les handicapent au quotidien. Avec tant d'autres soucis, peut-être plus « bénins », mais tout aussi dérangeants. De la rétention d'eau, des problèmes de peau, des douleurs articulaires chroniques… L'histoire que je vais vous raconter ici, c'est celle qui m'a conduit à mieux comprendre mon métabolisme, mon organisme. C'est celle d'une découverte qui a bouleversé ma vie. Celle d'un mode de pensée différent. D'une manière de manger, différente.

La bataille que j'ai menée une grande partie de ma vie n'était pas seulement dirigée contre le surpoids. Elle était orientée vers la santé. J'ai été aveuglée par des conseils nutritionnels parfois trop bridés. Je me suis trompée longtemps sur le coupable à incriminer. La révélation a été de comprendre ma relation compliquée au sucre. « Aux sucres », pour être exacte, à l'ensemble des glucides. Pour nombre de personnes, ces macronutriments ne posent aucun problème. Elles les digèrent bien. Pour d'autres, dont je fais partie, ils deviennent problématiques. Tout cela, je l'ai appris en observant, en expérimentant, en me trompant. L'alimentation qui me permet d'être en meilleure santé, en meilleure forme, ce n'est pas celle que l'on décrit traditionnellement. C'est une alimentation à part, pas toujours bien connue, une alimentation appelée « cétogène » ou « keto » (de *ketogenic* en anglais). Mon corps ne tolère pas les glucides, je dois le nourrir autrement.

Que d'errances avant de comprendre tout cela ! Que de détresse, de tourment, de douleur ! Pour toutes les personnes perdues comme je l'ai été, à la recherche de réponses, peut-être trouverez-vous dans mon récit quelques pistes de réflexion. Peut-être pourrez-vous vous identifier, un peu, beaucoup, intégralement. Peut-être pourrez-vous souffler, enfin, en vous disant que des alternatives existent pour aller mieux. Dans ce récit, je ne vais rien vous cacher. Transparence et authenticité sont mes leitmotivs au quotidien, les maîtres-mots de ce livre. J'ai voulu le construire tel un refuge, une lumière au bout du tunnel. J'ai souhaité le nommer *Keto Queen* tel un clin d'œil au surnom dont on m'avait affublé après ma victoire à Wimbledon en 2013 ((voir photo p. 178). La « Queen de Wimbledon » avait gagné un match essentiel dans sa vie. J'estime en avoir gagné un autre, tout aussi essentiel, en découvrant l'alimentation keto. Ce match-là s'est éternisé sur plusieurs années.

①

Vivre un marathon

(au sens propre comme au figuré)

LE PARCOURS FUT LONG… POUR RETROUVER la forme, la santé, la Marion d'avant. Dans toutes les étapes de ma vie, peu de choses sont restées secrètes. Déjà parce que j'ai toujours été ouverte sur mes expériences, mes ressentis, mes victoires comme mes défaites. Aussi parce que, quand on évolue devant l'œil des caméras, on est habitué à ce que tout soit décortiqué : *« Marion a tellement maigri »*, *« Marion a tellement grossi »*, « Marion ne va pas bien ». Les médias scrutent, commentent, sans savoir.

En 2016, je suis au plus mal. Mes problèmes de santé n'auront échappé à personne. On parle plus des fluctuations de ma silhouette que de ma carrière sportive, mes exploits qui me sont si chers, le fruit de tant de sueur et de sacrifices. Je pèse 41 kilos toute mouillée au début de cette année-là, bien loin des formes que j'arborais, fièrement, pendant mes années glorieuses sur les courts de tennis. Elles me semblent si loin ces années… Glisser, déraper, chuter, j'y suis habituée. J'ai toujours su me relever. Parfois rapidement, parfois péniblement. Toujours avec succès.

Cette fois, c'est différent. L'image renvoyée par les miroirs, je ne la reconnais pas. Et pas seulement physiquement. Où est passée ma joie de vivre ? Où est passée ma rage de vaincre ?

Dans l'ombre, l'anorexie m'a rongée, lentement mais sûrement. J'ai déjà évoqué cette période sombre, je n'ai plus envie de m'y attarder. C'est l'après qui m'importe. Ce cheminement sinueux, tortueux, par lequel il a fallu passer. Des obstacles sur son chemin de vie, tout le monde doit y faire face à un moment ou à un autre. Comment on s'en relève est propre à chacun. Certains préfèrent la méthode douce, y aller petit à petit, prendre leur temps. Je préfère la méthode forte : foncer, aller vite. J'ai besoin de défis.

Un marathon, c'est assez grand comme défi ? L'idée me trotte dans la tête de plus en plus, depuis ma chambre d'hôpital, mon toit pour trois mois, entre août et octobre, dans un service spécialisé dans la prise en charge de l'anorexie. Mon quotidien, ce sont des repas imposés, que je m'efforce tant bien que mal à avaler, les calories comptées, les quelques grammes gagnés, tant attendus sur la balance. C'est la sonde dans mon nez, qui force quelques calories supplémentaires directement dans mon estomac. J'ai le temps de réfléchir. Je cogite, je gamberge. Cette hospitalisation était nécessaire, j'en ai bien conscience. C'est un premier pas. Il me faut un projet pour la suite, trouver une source de motivation. Je pense souvent à mes idoles, mes modèles. Ceux qui m'ont toujours montré la voie, depuis mes débuts sur les courts de tennis jusqu'à l'apogée de ma carrière, et même après : Amélie Mauresmo, Michael Jordan, Kobe Bryant, Pete Sampras… Tous ont un point commun : leur mental qui transcende, leur sens de l'effort sans pareil. Un vrai super pouvoir, celui de transformer l'impossible en possible. Je dois me prouver qu'il m'habite toujours, moi aussi, ce super pouvoir.

Les marathons, je connais. En 2014, j'en ai couru trois d'affilée, sur trois jours consécutifs. Le défi sportif est quelque peu délirant. Il se nomme Strive Challenge, organisé par le fondateur du groupe Virgin, Richard Branson (voir photos p. 180). Trois semaines de performances toutes plus folles les unes que les autres : départ de Londres pour les premières étapes de la course à pied, avaler plus de 125 kilomètres de foulée, puis une traversée de la Manche à la rame. Du vélo ensuite, plus de 1 600 kilomètres pédalé entre Calais et Verbier, en Suisse. Des treks dans les montagnes helvètes pour finir en beauté. L'exploit physique est un moyen de mettre en avant une œuvre de charité. Tout ce que j'adore !

Au milieu de toutes ces réminiscences, une petite lumière s'allume dans mon cerveau : c'est décidé, je vais courir le marathon de New York. Pourquoi ? Parce que c'est un rêve que je chéris depuis longtemps.

Excellente idée, sauf qu'il y a un hic : les candidatures sont closes, depuis de longs mois. C'est dire si la décision est de dernière minute. Je demande à mes agents si on peut faire quelque chose. Avec une petite dérogation accordée par les organisateurs, c'est acté ! Je vais pouvoir courir sous les couleurs de Team for Kids, une association new-yorkaise. Je prends contact avec eux, me lie aux bénévoles, les aide à collecter des fonds. Si je termine, j'apporterai ma petite contribution à leurs programmes en faveur de la jeunesse. Bingo, voilà une autre belle source de motivation.

J'en parle à papa, qui me rend visite toutes les semaines à l'hôpital : *« Tu es complètement folle ! Tu te rends compte de l'état dans lequel tu es ? »* Clairement, il n'est pas emballé par l'idée. Niveau d'entraînement ? Zéro pointé. Niveau d'énergie ? Complètement dans le rouge. J'ai tout juste la peau sur les os, avec peu de muscles entre les deux. Je m'autorise encore bien peu d'aliments. Rien ne semble logique dans ma démarche, sauf pour moi. Cette épreuve physique, c'est un besoin presque vital. Même s'il s'inquiète, papa ne le montre pas. Il me fait confiance, une confiance absolue. Il sait que je vais aller au bout de mes idées. Donc il me soutient, comme il l'a toujours fait.

Je sors à peine d'une hospitalisation, me voilà dans un avion, direction la Grande Pomme. Direction un marathon (voir photos p. 178). Personne ne me croit capable d'y arriver, je les comprends. La veille de la course, on nous fait courir un petit échauffement, une sorte de mise en jambes, sur cinq malheureux petits kilomètres. Les caméras de France 2 me suivent sur ce parcours test, me regardent avancer à grand-peine. Mon état physique interroge, alarme presque. Si c'est à ce point éprouvant aujourd'hui, qu'est-ce que ça donnera demain ? *« Marion, tu te rends compte que c'est un marathon ? On voit bien que tu es complètement malade, que tu manques d'entraînement. C'est impossible ! »* Mes oreilles filtrent les réflexions. Tout le monde s'attend à ce que j'échoue ? C'est exactement le genre de pari qui me plaît.

Mon corps est éprouvé. Je sais qu'il galère. Mais je sais aussi de quoi il est capable. Il conserve la mémoire des grands exploits. Si la compétition de haut niveau m'a appris quelque chose, c'est bien que la force mentale compense toutes les faiblesses, toutes les souffrances physiques. Je n'en doute pas une seconde. Je vais prouver à la terre entière – et surtout à moi-même – que je peux les terminer ces 42 kilomètres et des poussières. Quoi qu'il arrive, même si je cours lentement, même si j'ai mal, même si je suis épuisée, même si je mets huit heures pour franchir la ligne d'arrivée… Abandonner n'est pas une option.

Baskets aux pieds, dossard sur le dos, les bus nous conduisent au petit matin en dehors de Manhattan, sur la zone de départ. Toutes les routes sont bloquées à la circulation, les piétons prennent le contrôle de la ville, le long du parcours, pour nous voir, nous applaudir, nous électriser avec leur énergie si communicative. Nous voilà tous réunis sur Staten Island, l'arrondissement peut-être le moins connu de New York. Plus de 50 000 participants s'échauffent, tous en même temps, dans une effervescence difficile à décrire. Tout ce joyeux raffut recharge mes batteries. Nous partons par vagues, l'équipe de Teams for Kids réunie sous les mêmes couleurs, mon frère à mes côtés. Dès le top départ, quelque chose de puissant se déploie. Dans ces rues, je rejoue ma seconde finale de Wimbledon en 2013, le firmament de ma carrière. Je me revois soulever ce trophée si prisé.

Je me sens portée par l'ambiance, par la chaleur humaine. D'abord le pont de Verrazano, puis Brooklyn, le Queens, un passage sur l'île de Manhattan. Les kilomètres s'enchaînent, je gère plutôt bien à mon goût. Ceux qui jouent le chrono, partis bien après nous, nous dépassent en petite foulée régulière talon-fesse. Tranquilles, tout juste essoufflés, comme si leur effort surhumain était en réalité un jeu d'enfant. J'en reste éberluée. Mon frère, mon pilier, me soutient, m'apaise, me rassure. Derrière les barrières, au milieu des milliers de spectateurs, mes parents et mes neveux ont aussi fait le voyage. Décors iconiques, fanfares qui sortent des *buildings* pour déverser leurs flots entraînants dans les rues, tout ça rien que pour nous. Un crochet par le Bronx. Une fois lancée, plus rien ne m'arrête. À la surprise générale. Je mangeais encore bien peu de choses ce 6 novembre 2016. Résultat, je cours l'intégralité du marathon de New York avec seulement quelques quartiers de pomme dans l'estomac. Et je le finis ! D'une traite, sans crampe, heureuse !

Alors oui, je n'ai pas couru très vite. Un peu plus de 5 h 40 en tout si je me souviens bien. Mais mon petit rythme de croisière, j'en suis si fière. Un petit sept kilomètres par heure de moyenne, qui m'a permis de tenir en puisant dans mes maigres réserves, sans coup de pompe, sans fatigue extrême, surtout sans m'arrêter. Les douleurs ? Supportables. Les muscles ? Ils ont tenu le coup. Les mauvaises langues peuvent aller se rhabiller, je l'ai fait ! Les caméras de France 2 me filment à l'arrivée. Verdict : je suis plutôt en forme compte tenu des circonstances. Ces images marqueront la fin de leur reportage. Une fois les caméras éteintes, ces mêmes journalistes qui doutaient hier, me félicitent cet après-midi. *« Tu nous as bluffés. Tu ne parais même pas exténuée en franchissant la ligne d'arrivée. »* Cette arrivée mythique à Central Park, si proche des hôtels où je logeais quand je concourais à l'US Open, c'est tout un symbole. Un symbole qui va m'ouvrir les yeux.

Ma course, je l'ai achevée uniquement au courage et à la détermination. Il fallait que je redécouvre mes forces. Elles me rappellent que je suis une championne. Pas seulement pour gagner un tournoi du Grand Chelem, mais aussi pour me raccrocher à la vie. Le corps est capable de grandes choses. Le mien a réussi à déjouer tous les pronostics. Il m'a démontré que j'en avais sous le pied, que j'avais la vie devant moi et que je devais en profiter.

Sur cette ligne d'arrivée, je prends une décision qui va marquer un tournant. L'envie est revenue. Je veux retrouver mon niveau d'énergie, ma détermination, ma combativité. Je vais sortir de l'anorexie. Je vais guérir. Évidemment, je sais qu'il va falloir passer par des étapes obligées, pas faciles, comme réapprendre à manger, retrouver des bases alimentaires plus saines. Comment ? À ce moment-là, je n'en ai pas la moindre idée. Mais je vais trouver. Le prochain objectif est fixé.

J'ai déjà beaucoup avancé, dans ma démarche, dans ma volonté, dans mes résolutions. Reste à passer à la pratique. La vie ne demande qu'à reprendre le dessus, elle a juste besoin de mon coup de pouce. Facile à dire, un peu moins à faire. Comment passe-t-on de 400 minuscules calories par jour à une alimentation normale ? Comment rééduque-t-on un organisme qui a été tellement privé ? Comment amène-t-on le cerveau à relâcher son étau ? On avance, un pas après l'autre, et puis c'est tout. Pas d'autre option.

J'applique ma rigueur habituelle à ce nouveau projet, comme je l'ai toujours fait aussi loin que remonte ma mémoire. Depuis ma toute première raquette, dans ma toute petite main d'enfant de cinq ans. Depuis mes premiers échanges fébriles (mais déjà déterminés !), sur les terrains de tennis improvisés de notre petit village de Retournac en Haute-Loire, encouragée par mon papa. Papa, mon coach, mon mentor, c'est lui qui m'a inculqué la discipline, le goût de l'effort. C'est lui qui m'a appris à travailler avec acharnement sur mes faiblesses pour les transformer en force.

Ne rien lâcher, c'est dans mes gènes. Je me concentre sur ces aliments qu'il faut réapprendre à manger, sur ce corps qu'il faut nourrir, sur ces muscles qu'il faut reconstruire. Dans le creux de la vague, je comptais les calories une à une, de manière stricte, avec une intransigeance obsessionnelle, dangereuse même. Il faut dire que 400 calories, on y arrive vite. C'est bien maigre dans une assiette, des portions de Lilliputiens, composées uniquement d'aliments pauvres en graisses, pauvres en sucres, pauvres en tout. Pourtant, mon corps s'y était habitué. Il s'était mis en veille, en mode survie. Oui il est épuisé, éreinté, exténué. Dans ses extraordinaires ressources, il trouve quand même des sursauts de tonus pour me faire tenir sur mes jambes, me laisser progresser. Ces 400 calories ont laissé des traces. Mon estomac a considérablement rétréci, il est tout étriqué, tel un ballon de baudruche dégonflé. Même si je le voulais, je ne pourrais pas avaler un vrai repas en une seule prise. Je dois fractionner, modérer, augmenter progressivement, un tout petit peu à la fois.

Retrouver une alimentation normale, après plusieurs années à cohabiter avec l'anorexie, je savais que ce serait un immense challenge. J'ai conscience que mon corps, si carencé, si dénutri, va vouloir tout stocker. Faire remonter les chiffres sur la balance, c'est attendu et même espéré. Point de départ : 43 kilos. Mon IMC (Indice de Masse Corporelle) se complaît dans la zone dangereuse. Il faut l'en sortir d'urgence. Je me fie aux conseils prodigués par les médecins à la sortie de mon hospitalisation. Il me faut avant tout de l'énergie disponible rapidement, je réserve le tout petit volume disponible dans mon ventre aux glucides. Ils sont la priorité. Les protéines passent après, les fibres encore derrière. Focus d'abord sur les sucres, simples, complexes, rapides, lents, peu importe lesquels ou comment on les appelle. Ne nous a-t-on pas toujours appris que ce sont eux qui fournissent le fameux glucose, la source d'énergie privilégiée de nos cellules ? De l'ensemble de nos cellules, du cerveau jusqu'au cœur, en passant par les muscles, le foie... Tout, tout, absolument tout fonctionne au sucre, m'a-t-on dit.

Bien évidemment, je ne me goinfre pas de muffins, de donuts, de gâteaux ou autres sucreries. Je ne me jette pas sur les burgers, ni les pizzas, ni les frites. J'ai assez de connaissances en diététique pour distinguer les glucides considérés comme « sains » des autres. Au petit déjeuner, je me prépare des flocons d'avoine, le traditionnel porridge anglais, avec ses glucides complets et ses bonnes fibres. Pour le midi et le soir, une portion de riz complet, éventuellement une petite omelette pour les apports protéiques ou un poisson, quelques sushis, des fruits frais, des smoothies... Sur le papier, mes menus sont parfaits, calqués sur la jolie pyramide alimentaire que l'on nous a inculquée, avec son gros socle glucidique. J'y veille, de manière millimétrée. Je m'y astreins. Ça ne peut que fonctionner. Mes attentes – une reprise de poids progressive, une vigueur restaurée – seront vite comblées. J'en ai la certitude.

Dès les premiers jours, les effets se font ressentir. Étonnement, stupéfaction : ce ne sont pas du tout ceux escomptés. Ma fatigue ? Mille fois pire. Je pensais avoir touché le fond, je découvre un deuxième niveau. J'ai la sensation d'avoir besoin de dormir toute la journée. Sans ma sieste après le déjeuner, impossible de tenir. Deux à trois heures minimum, ça coupe complètement mon planning et mon élan. Mon poids ? Une montée en flèche, tellement violente, tellement brutale. J'ai un mal fou à contrôler mon appétit, j'ai faim en permanence. Pas une simple fringale, une vraie faim qui tiraille. Hors de question de grignoter, je reste sérieuse dans mon rééquilibrage alimentaire, non sans difficultés. Moi qui suis habituée à un parfait *self control*, je perds tous mes repères, dans mes sensations corporelles, dans mes convictions. J'étais certaine de bien faire. L'échec est cuisant. Pourquoi ça ne marche pas ?

Les quelques mois qui suivent sont horribles, insupportables. Je n'arrive plus à avancer dans la vie, je suis au point mort. Pire, je régresse. Alors que mon cerveau émerge enfin de son état comateux, mon corps s'y plonge, plus profondément qu'avant. L'incompréhension totale, c'est peut-être ce qui m'est le plus difficile. Je ne tolère pas de ne pas comprendre. J'apprendrai plus tard que mon organisme, pendant les longs mois où je ne le nourrissais quasiment pas, c'était mis automatiquement en mode cétose. Cette même cétose qui me sauvera plus tard grâce à l'alimentation cétogène, bien plus sainement cette fois. Voilà pourquoi j'étais, au final, bien plus anéantie après ma reprise alimentaire bourrée de sucres. J'étais en train d'encrasser mon métabolisme, de le ralentir, sans le savoir. J'y viendrai plus tard. Pour l'instant, toute la première moitié de l'année 2017, je n'ai que des doutes, des interrogations et aucune réponse.

Encore une étape de ma vie qui ne passera pas inaperçue. Je m'attendais à reprendre un peu de poids. La réalité est tellement plus rude. Quasiment 40 kilos accumulés en seulement huit mois, je les vis comme une agression aussi bien physique que psychologique. Pas besoin d'être

Einstein pour réaliser que cette reprise de poids est anormale, complètement disproportionnée, carrément délétère. Mon IMC a vrillé du mauvais côté, d'un extrême à un autre. Il menace de nouveau ma santé. À 43 kilos, on ne se sent pas bien dans sa peau. À presque 80, ça n'est pas plus glorieux. Cet été-là je vais, comme d'habitude, commenter des grands tournois. On me voit à la télé. Le changement d'image saute aux yeux, il ne manquera pas d'alimenter les commérages des pages *people*. Roland-Garros 2016 : sur les écrans, j'apparais extrêmement amaigrie, un « squelette » diront certains. Roland-Garros 2017 : j'illustre à mes dépens ce fichu effet yo-yo. Exit les formes musculeuses de la grande sportive. C'est tout autre chose. Les commentaires font mal, mais la réalité de mon quotidien est encore plus douloureuse.

Je recommence à détester les miroirs. Ils vont tous virer ! Je n'en veux plus chez moi ! Je ne supporte pas de regarder cette personne, je ne la reconnais pas. Tout le monde jacasse sur mon poids. Si seulement c'était mon seul souci… L'épuisement est mon compagnon de route. Il me suit comme une ombre, toujours collé à mes basques, ne m'offrant aucun répit. La faim non plus. Manger devient une obsession, je suis affamée à toute heure du jour et de la nuit. Oui, la nuit aussi. À peine endormie, mon estomac crie déjà famine, diablement plus efficace qu'un réveil. Il me fait ouvrir les yeux, je me lève. Je tente de le calmer avec un bol de céréales, celles recommandées, complètes. Ouf ! Je souffle, ça va mieux un instant, je me recouche. Bim ! Je rouvre les yeux avec cette même sensation de faim qui me tord le bide. Coup d'œil rapide sur l'écran de mon téléphone : à peine deux heures se sont écoulées. Rebelote, même rituel, un bol de céréales ingurgité dans la pénombre de ma cuisine. Le cinéma se répète, encore et encore, au même rythme cruel, inlassablement. Au petit matin, je n'ai quasiment pas dormi. Ce maudit paquet de céréales, lui, est bien vide. Est-ce que je suis calée pour autant ? Pensez donc…

Le reste ? Parce que ça ne s'arrête pas là bien sûr, sinon ça ne serait pas drôle : des jambes comme des poteaux, l'impression de faire une gigantesque rétention d'eau, de stocker des tonnes et des tonnes de liquide. Les ballonnements aussi, tout le temps. La digestion est lourde, je le sens bien, après tous les repas. Mon ventre est gonflé en permanence . Ma peau ? Une catastrophe. Des boutons qui émergent en continu. L'un disparaît enfin, un autre est déjà là pour prendre sa place. L'anorexie avait déjà abîmé ma peau, mais pas à ce point-là. Elle sort d'où cette acné ?

Le tableau n'est pas prestigieux. Je suis totalement perdue, dans le flou. Le virement opéré depuis mon anorexie, c'est du 180 degrés. L'extrême opposé. Je ne saurais dire lequel est le pire. Je me sens tout aussi dévastée. Sur le plan psychologique, j'ai pris un énorme coup de massue. Je traverse mes journées, ensevelie sous un brouillard épais, démoralisant, qui m'empêche d'y voir clair. Un dérèglement que je n'ai jamais connu surgit. Depuis mon enfance, j'ai toujours été organisée, disciplinée, rigoureuse, cartésienne même. Tel évènement ou tel geste provoque telle conséquence. Tout doit être logique et tout doit trouver une explication rationnelle. Là, tout est dénué de sens. Je mange, me semble-t-il, correctement. Je bouge. D'accord, pas autant qu'avant. Les heures et les heures d'entraînements, sept jours sur sept, sont bien derrière moi. J'ai à peine la force pour quelques séances modérées à la salle de gym. Quand même ! Ça justifie ces dizaines de kilos en trop ? Certainement pas.

Ma vie n'a plus rien de logique. Ma relation à la nourriture, à mon corps, mes points de repère ont valsé. Je coule. Je tente de nager pourtant, je me débats pour remonter à la surface. Les efforts sont vains. Les journées deviennent interminables. Je suis présente, toujours, je continue à travailler. Les déplacements, les matchs de tennis à commenter… Même avec tant de difficultés, je respecte tous mes engagements professionnels. Jusqu'au ras-le-bol ! C'est trop. Trop dur, trop douloureux, trop confus. Un nouveau déclic se produit, je me pose pour réfléchir. Réfléchir à ce qui ne va pas, réfléchir à pourquoi et surtout à comment m'en sortir. Je veux retrouver de l'énergie pour faire tant de choses qui me tiennent à cœur.

Dans mon raisonnement, je me dis que je manque peut-être de structure. D'un planning quotidien bien ficelé, carré et d'un entourage bienveillant qui peut me guider. Je sais parfaitement où les trouver. J'appelle mes contacts privilégiés, je veux recommencer à jouer. Le tennis va être mon exutoire, mon cocon providentiel, encore une fois. Reprendre les entraînements dans des centres, ça signifie un cadre qui m'est familier. Ça signifie avoir tous les jours une raison de me lever. Ça signifie aller à la salle de gym avec un préparateur physique, me faire aider par un diététicien ou une diététicienne, me faire lister tous mes repas dans le moindre détail. Lâcher prise et laisser des experts piloter. La clé est là, j'en suis sûre, je le sens. Je vais enfin pouvoir souffler. Je retourne vers ce que j'aime, vers des soutiens si précieux.

J'annonce publiquement que je renoue avec mes premières amours, que je reprends le chemin des courts.

Je vais essayer, du moins. Je ne me mens pas à moi-même. Ce retour, je l'envisage davantage comme un moyen de reprendre pied que comme une ambition folle de gagner des tournois. Si ça arrive, pourquoi pas. Ce sera un bonus fort apprécié. À ce moment-là, pour moi, le match se joue ailleurs. Il se joue dans mon propre corps.

②

Carrière bis

JE SUIS CHEZ MOI. AU SENS PROPRE, COMME AU figuré. À Dubaï, où je réside désormais, et sur un court. Pas question de me lancer dans de grands déplacements, d'enchaîner les séjours dans des chambres d'hôtel, de vivre avec une valise toujours prête à décoller. Pas pour l'instant. J'ai connu ce rythme-là toute ma carrière tennistique. Je préfère de loin une reprise à domicile, un terrain de jeu plus intime. M'entraîner dans une structure professionnelle la journée, rentrer chez moi le soir : l'idée m'enchante. C'est commode, c'est pratique, ça comble mes besoins du moment. C'est donc juste à côté de la maison que je reprends le chemin des courts, des entraînements, des préparations physiques, dès septembre 2017. Je connais bien l'endroit, je connais bien les visages. Je me sens en sécurité, le cadre parfait pour initier ce nouveau départ.

Me voilà avec un programme parfaitement fagoté, des horaires presque chronométrés, motivée comme jamais. Première étape de ce plan de remise en forme, et non des moindres : travailler ma forme physique. Un chantier colossal, je pars de tellement loin. Je suis prévenue, les efforts seront longs, pénibles et douloureux. La fonte musculaire ne pardonne pas. Mes muscles atrophiés doivent se réveiller, recommencer à bouger et à se développer. Il faut renforcer mes maigres fibres musculaires, en fabriquer de nouvelles, remplacer toutes celles évaporées au fil des années de privation calorique. Les courbatures s'insinuent dans chaque centimètre carré de mon anatomie. Le prix à payer en découragerait plus d'un. Est-ce que vous me trouverez bizarre si je confesse que j'aime bien ça ? Rien de masochiste là-dedans, bien au contraire. Ces sensations, aussi désagréables qu'elles soient, quasi intolérables par moments, sont des signes que mon corps guérit. Il cicatrise, il renaît.

Mon rituel quotidien est à la fois tout nouveau et très coutumier. Je l'ai répété inlassablement pendant des dizaines d'années. Debout très tôt, j'enfile ma tenue de sport, je chausse mes baskets, je noue mes cheveux, je saisis ma raquette. Quelques échauffements d'abord, puis des exercices ciblés. Je dois tout réapprendre : la puissance, la rapidité, la justesse… Dans mes bras, dans mes jambes, dans mes services, dans mes coups droits, dans mes revers… Mon corps se rappelle, tout au fond de lui. Il faut quand même l'aider à aller fouiller dans ces souvenirs enfouis. L'après-midi, même ritournelle : taper dans la balle, encore et encore, affiner ma technique. En bonus, on n'oublie pas le renforcement musculaire, les machines, les poids, les élastiques… Tous les compléments indispensables pour finir la journée en beauté et lessivée.

Au milieu de ce joli tableau, mon épaule droite fait toujours des siennes. C'est elle qui m'avait forcée à arrêter prématurément ma carrière, à cause d'une sale blessure avec tendinite récurrente à la clé. Je suis droitière, c'est ce côté qui encaisse le plus gros des travaux. Pendant le laps de temps où j'ai arrêté de jouer, aucun miracle ne s'est produit. Mes tendons lésés n'ont pas magiquement guéri. Mon articulation souffre, mais elle m'autorise quand même à manier ma raquette. C'est tout ce que je lui demande ! On a un *deal*, elle et moi. En contrepartie, je passe des heures et des heures chez les kinés, pour tenter de la soulager.

Ces douleurs n'éclipsent en rien ma bonne humeur. Je suis bien entourée par des personnes que j'apprécie. Je réapprends à faire confiance, aux autres, à mes capacités physiques, à la vie toute entière. La métamorphose se reflète sur mon visage. Mon attitude change. Je souris. Mieux, je ris. Depuis combien de temps n'avais-je pas rigolé de si bon cœur, spontanément, naturellement ? Mon moral revient titiller les sommets. J'ose prononcer un mot qui s'était fait la malle de mon vocabulaire depuis des lustres : je suis HEUREUSE.

La reprise du tennis aura été une première phase salvatrice dans ma reconstruction. Je contrôle à nouveau ma vie. Je me laisse aller à rêver un peu plus loin. Quand j'ai annoncé ma tentative de retour à la compétition, fin 2017, tous les journaux avaient repris la nouvelle. Certains n'ont retenu qu'une seule phrase de la vidéo postée sur mon compte Instagram : *« Je reviens »*. C'est vrai, je reviens de loin. Je me démène à nouveau sur les terrains, quatre ans après les avoir quittés au sommet de ma carrière. Le *come-back* est délicat. L'absence a été longue, parsemée d'embûches. Certaines exposées sous le feu des projecteurs, d'autres restées dans l'ombre. En toute honnêteté, en amorçant cette carrière bis, je ne vise pas de grands exploits. Je suis toujours extrêmement limitée par mes tendons abîmés. La petite voix de ma conscience émet des messages dissonants. D'un côté, elle chuchote : *« Pourquoi pas, vas-y fonce ! »* De l'autre, elle tempère : *« Sois réaliste, tu vois bien que tu es encore loin de ton niveau d'avant. »* Quelle version est juste ? Un mélange des deux, j'imagine.

Pour ma santé mentale, le rétablissement s'opère à merveille. Un sans-faute, un sublime 10/10. Je m'accorde même les félicitations du jury. Pour ma santé physique, la note se maintient dans le rouge, catastrophique. Impossible de la qualifier autrement, c'est un pur fiasco. Je me sens en permanence fatiguée. Je pourrais ramper sous ma couette, fermer les yeux et entamer une longue période d'hibernation. Vous ne me verriez émerger qu'au printemps. Et encore ! Cette fois, je me trouve des excuses, je relativise. Tout ce labeur quotidien, toutes ces heures de sport, ça a de quoi épuiser non ? En parallèle, mon surpoids s'accroche, obstinément. Pourtant, je m'impose une énorme dépense calorique, je suis à la lettre les menus préparés par les diététiciens. Au bout d'un mois de ce suivi drastique, j'ai perdu… roulement de tambour… 500 grammes ! J'en rirais presque si je n'étais pas autant désemparée. Pas besoin de sortir de Maths Sup pour comprendre que le résultat de cette équation n'est pas bon.

Les menus qu'on me concocte se basent sur l'alimentation jugée idéale pour les sportifs. Une grande dépense physique nécessite une source d'énergie assimilable instantanément. Le fioul des athlètes ? Ce sont les glucides, les sucres, les hydrates de carbone. Les *carbohydrates* ou *carbs*, comme les désignent nos amis anglophones. Forcément, ce sont eux les stars de mon assiette. Mon programme nutritionnel, toujours mis au point par des professionnels, s'articule autour des portions de glucides avec son lot de riz, de pâtes, de fruits, de compotes... Encore une fois, tout ce qui devrait me convenir. Je mets la phrase au conditionnel, car la théorie ne rejoint pas la réalité. Mon poids stagne, ma faim persiste et signe. Dire que je suis agacée est un euphémisme. Je fulmine ! L'incompréhension et moi, vous l'aurez compris, on n'est pas très amies.

Ces résultats insatisfaisants (c'est peu de le dire !) accaparent mon esprit. Au milieu de toute cette confusion, je continue de me triturer les méninges. Je me repasse en boucle l'ensemble de ma trajectoire professionnelle. Ce que je mangeais, comment je me sentais. L'ombre d'une piste émerge. Par le passé, j'avais déjà identifié que les sucres me causaient quelques soucis. La journée, tant que je bougeais, tout allait bien. Je pouvais consommer un plat de pâtes le midi, grignoter une banane au goûter, siroter une boisson sucrée énergétique. Les glucides étaient immédiatement brûlés par mes entraînements ou par mes matchs. Une fois les efforts physiques terminés, en revanche, le refrain changeait du tout au tout. Combien de fois ai-je constaté qu'un simple plat de sushis le soir me rendait malade ? Des glucides au dîner ? C'était l'assurance d'un ventre gonflé, de grosses difficultés à digérer. C'était un kilo de rétention d'eau en prime sur la balance le lendemain matin.

Mon objectif de poids de forme semble loin, loin, loin… Pas le moindre espoir d'amélioration à l'horizon. Je m'interdis de baisser les bras, je refuse de désespérer. Je m'accroche, encore plus fort si c'est possible, avec plus de hargne, plus de détermination. En février 2018, je m'envole pour les États-Unis. Destination la Floride. Je continue à m'entraîner chez des amis. Nouveau cadre, même programme, mêmes objectifs. Le tournoi de Miami attire les grands noms du tennis dans la région. J'en profite pour taper des balles avec quelques copines, que j'ai pris l'habitude d'affronter sur le circuit WTA[1].

Le mois suivant, je fais un petit crochet par New York pour un match de gala au Madison Square Garden. Ce tournoi d'exhibition, c'est le Tie Break Tens[2]. Mon adversaire du premier tour ? Serena Williams (voir photo p. 179). Oh comme je me délecte de ce retour dans la cour des grands. Ma vitesse de jambe est bien loin de ce qu'elle a

1. WTA pour Women's Tennis Association, l'équivalent du circuit à ATP pour les hommes.
2. Format de tennis court dans lequel seulement les matchs tie-break sont joués (matchs décisifs en 10 points).

pu être, je ne suis pas affûtée. Le plaisir que je prends sur ce terrain compense largement ces petits aléas. Le match se termine. J'ai perdu, mais je suis quand même satisfaite de ma performance. Serena m'encourage : *« Il faut vraiment que tu ailles au bout Marion, que tu reprennes complètement la compétition. Je suis sûre que si tu donnes tout, tu seras prête bientôt.»* Mon amie croit en moi. Je ressens déjà mieux la balle. Tenir un match complet, c'est encore une autre histoire. Je compte bien persévérer, voir où la vie souhaite me mener. Seulement, je ne m'autoriserais un retour dans des tournois officiels que si je m'estime au top.

Fin mars, retour en Europe. Roland-Garros se profile à l'horizon, je dois être sur place pour commenter ce temps fort du printemps. S'ensuivent six semaines d'entraînement sur terre battue, en Allemagne d'abord, en France ensuite. Je veux voir si Serena a raison, si je peux arriver à retrouver un niveau de jeu et une forme physique suffisants. Par « suffisants », j'entends du 100 %. Rien ne sera toléré en deçà. Ce n'est pas innocent, j'ai une petite idée derrière la tête. Une rencontre de Fed Cup[3] est prévue bientôt. Peut-être la possibilité d'être

3. La Coupe de la Fédération, communément appelée Fed Cup, a été renommée Billie Jean King Cup en 2020. Elle correspond à un tournoi de tennis féminin disputé par équipes nationales, et est l'équivalent de la Coupe Davis chez les hommes.

intégrée en équipe de France? La compétitrice en moi est aux aguets, elle donne tout. Quelques personnes à la Fédération me surveillent. En toute discrétion, mais avec beaucoup d'attention. Eux aussi y croient: *« Tu peux y arriver Marion. Si tu arrives à perdre du poids, tu reviendras à ton meilleur niveau. »* Ces remarques s'impriment tel un leitmotiv dans mon cerveau. Ces kilos qui s'accrochent telles des sangsues, ce poids qui ne baisse pas d'un iota, c'est désormais mon cheval de bataille.

Plusieurs diététiciens se penchent sur mon cas. En Allemagne notamment, on décide de pousser les analyses plus loin. Plusieurs prises de sang, des examens en tous genres... Les résultats sont loin d'être satisfaisants: je fais beaucoup d'hyperglycémies, mon taux de sucre dans le sang est bien trop important. On se rapproche dangereusement d'un prédiabète. La solution proposée? Baisser plus drastiquement encore mes apports en sucres rapides, au profit de sucres lents, avec un index glycémique le plus bas possible. Cet index glycémique bas serait la clé pour réduire mes pics de glycémie, mes fringales et mes coups de pompe après les repas. Dans la pratique, ça se traduit par des lentilles ou du riz complet, pour accompagner une viande blanche ou un poisson. La journée démarre avec un petit déjeuner bien calibré, une omelette agrémentée de fruits. On m'autorise quelques boissons isotoniques, très basses en sucres. Uniquement pour mes entraînements.

Dans le même temps, les heures de sport s'enchaînent, s'accumulent. L'addition grimpe vite avec un tel programme quotidien : d'abord échauffement, sur quarante-cinq minutes, puis tennis, pendant trois heures. Voilà pour mes matinées. Une pause ensuite, les soins, le déjeuner, une mini-sieste. L'après-midi, encore une bonne heure et demie de tennis et tout autant de renforcement musculaire. La somme colossale de calories brûlées devrait me faire fondre. Seuls quelques grammes s'égrènent, péniblement, avec une lenteur désespérante.

Ce satané dogme de la calorie fait des ravages. On nous a tellement rebattu les oreilles comme quoi les régimes, c'était simple. Comme quoi il suffit d'ingérer moins de calories qu'on en dépense pour maigrir, inversement pour grossir. Quand je regarde d'autres sportifs avaler de gros plats de pâtes sans prendre un gramme, j'ai le cerveau en marmelade. Ça veut dire quoi ? Juste qu'ils brûlent plus de calories que moi ? Que j'ai pu être bernée par cette notion erronée de calories absorbées vs calories brûlées ! Je vous donne un exemple de ses dégâts. Dans mon esprit, s'il y a plus de calories dans 100 grammes de saumon que dans

100 grammes de riz complet, il est préférable d'opter pour la seconde proposition si je veux perdre du poids. Faux et archi faux. Toutes les calories ne se valent pas, tous les métabolismes ne les assimilent pas de la même manière. Je n'ai pas encore eu le déclic pour dégommer cette doctrine. Mon alimentation accapare toutes mes pensées : *« Si je mange ceci, est-ce que je vais encore grossir ? Si je m'autorise cela, ne serai-je pas trop fatiguée après ? »* Manger ne devrait jamais devenir une telle obsession. Ça devrait être un acte naturel, dénué de toute prise de tête.

Moralement, j'ai repris le dessus. La locomotive est lancée à pleine vitesse. Mon corps peine à se raccrocher aux wagons. Il essaie de me dire quelque chose, mais je ne saisis pas son message. Je dois arriver à décoder. Je dois arriver à comprendre. Il va falloir réfléchir encore, creuser ailleurs. J'évoque le sujet à plusieurs reprises avec mes diététiciens. Mon instinct me pousse à mettre le holà sur les glucides. Sans surprise, l'idée est rejetée. On me répond que c'est incompatible avec les besoins d'une sportive de haut niveau. À ce moment-là, en 2018, l'alimentation cétogène est déjà bien documentée aux États-Unis, très peu en France. Moi-même, je ne connais pas encore ce terme. C'est pour ça que je ne les blâme pas pour leurs réponses. Chaque personne qui a assuré mon suivi nutritionnel n'avait qu'une intention à cœur : mon bien-être. Priver quelqu'un de glucides, qui plus est une sportive, c'est juste impensable à l'époque. Nous baisserons plutôt les sucres rapides et les apports en graisses, pour la énième fois. Je me retrouve bloquée dans ce système de pensée.

Juin 2018. Le rêve aura été de courte durée. Au saut du lit, mon épaule me fait souffrir le martyre. Aussi étrange que ça puisse paraître, malgré toutes mes précautions, tous les soins prodigués, ma blessure semble même s'être aggravée. Sans le savoir, avec tout le sucre que j'ingère, j'entretiens cette maudite inflammation. Je la nourris, je l'amplifie. Je remets sans cesse du bois sur un feu que je veux pourtant éteindre. Lever mon bras droit est devenu un combat. Je n'arrive plus à m'attacher les cheveux sans grimacer. Tirer un rideau, attraper un objet sur l'étagère, m'habiller, me doucher... Les simples gestes du quotidien réveillent les douleurs, alors imaginez tenir une raquette ! Chaque fois que je tape dans la balle, je reçois des décharges électriques. Les élancements deviennent de plus en plus insupportables. J'ai bien tenté de jouer avec mon bras « faible », mon bras gauche. Essai non concluant.

Je dois affronter la réalité en face, même si elle est rude, même si elle m'afflige. Je ne peux pas poursuivre. *« Marion Bartoli renonce à son retour »*. Un nouveau coup de tonnerre dans les médias. Un nouveau séisme dans ma vie. Ma carrière de joueuse de tennis professionnelle est derrière moi, pour de bon. Je suis une jeune retraitée de 34 ans. « Retraitée » est un terme un peu erroné. Je vais désormais me consacrer entièrement à ma multicasquette de journaliste sportive, de chroniqueuse, d'entraîneuse.

Nous sommes en plein cœur de l'été. Les tournois de tennis se succèdent. Après Roland-Garros vient mon bien-aimé Wimbledon. J'enchaîne les matchs à commenter, à un rythme effréné. Je me régale dans cette activité. Pourtant quelque chose cloche. Toujours la même rengaine, je suis éreintée. Je redoute de manquer d'énergie, de concentration, de réactivité. Je me dois d'être alerte pour les plateaux *live* d'Eurosport. Derrière le sourire de façade, je me sens vaseuse, molle. J'ai bien en tête que c'est mon alimentation la responsable. Je suis obnubilée par ce que je mange. Encore plus par ce que j'évite de manger, pour limiter les coups de barre. L'appréhension ne quitte plus mon esprit, accompagnée d'une éternelle boule au ventre et d'immuables nœuds au cerveau. Je ne pense plus qu'à ce que je fais descendre dans mon estomac. Ça vire à la névrose obsessionnelle.

Bilan : je stagne. *Primo*, je ne perds pas de poids. *Secundo*, les inflammations embrasent mes articulations. *Tertio*, mes batteries sont à plat. J'aurais de quoi poursuivre la liste des complaintes. Arrêtons-nous là, c'est déjà bien assez déprimant. Toutes les solutions que l'on m'a proposées jusque-là ne me convenaient pas. Je ne suis plus suivie par diététiciens. La solution devra venir de moi, je vais me retrousser les manches, prendre le problème à bras le corps.

Mes soirées se transforment en sas de décompression, en laboratoire d'investigation. Que je sois à la maison ou à l'hôtel, la routine reste la même. Bien calée dans un canapé, parfois avec une petite série en fond, je pianote inlassablement sur mon smartphone. Il doit bien exister d'autres personnes sur cette Terre qui vivent la même chose que moi ? Des témoignages dans lesquels je vais me retrouver, et, qui sait, trouver mon remède miracle ? Dans la barre de recherche, j'entre quelques mots-clés qui me passent par la tête : « fatigue extrême », « fatigue inexpliquée », « épuisement », « toujours faim », « impossible de perdre du poids »... Je n'ai pas grand espoir que ces requêtes m'apportent de grandes réponses, je vise plutôt leur équivalent en anglais. Loin de moi l'idée de vouloir faire de l'élitisme. Je sais simplement d'expérience que les sujets qui touchent à la santé, les études scientifiques, sont avant tout publiées dans la langue de Shakespeare.

Je sais aussi que les États-Unis sont à la pointe sur les questions de nutrition. Plutôt dingue quand on voit comment les Américains moyens mangent, je vous l'accorde. Paradoxal, mais vrai. Les recherches sur les questions d'alimentation abondent. Je ratisse large, puis j'affine mes recherches petit à petit. Mon but : trouver des expériences, des vécus similaires au mien, à ce que je traverse, à ce que je subis.

Jour après jour, soir après soir, les méandres d'Internet deviennent mon sanctuaire. Je m'attarde sur les forums, je scrolle les comptes Instagram, je *binge-watch* des vidéos YouTube… Tant d'informations, tant d'options… Laquelle choisir ? Un régime végane ? J'aime tellement l'idée ! C'est un documentaire que je viens de regarder sur Netflix qui me l'a soufflée. *The Game Changers*, de son petit nom. Le pitch est parlant : « *Aux côtés de chercheurs visionnaires et d'athlètes d'élite, un combattant de MMA découvre l'alimentation optimale pour la santé et les performances humaines.* » Parmi ces « athlètes d'élite », on retrouve des personnalités qui ont adopté un mode alimentaire tourné vers le végétal. Arnold Schwarzenegger, Lewis Hamilton, Jackie Chan, Chris Paul et surtout Novak Djokovic. S'il fallait une preuve qu'on peut gagner des Grands Chelem sans manger de viande, Novak en est l'incarnation vivante. Un total de vingt-quatre tournois remportés en simple au moment où j'écris ces lignes. Respect. Il reconnaît qu'il se sent mieux depuis qu'il a abandonné les produits carnés. Rajoutez à ça toutes les horreurs que l'on peut lire ou voir sur la maltraitance dans les élevages et les abattoirs, je suis conquise. J'ai toujours eu à cœur de ne pas contribuer à l'exploitation animale. Le véganisme pourrait cocher toutes les cases de ma *wishlist*. Je croise les doigts…

C'est décidé, je m'y mets, avec conviction et détermination. Comme d'habitude, à fond. Du jour au lendemain, je passe à un régime végétalien strict. J'arrête la viande, le fromage, les produits laitiers, les œufs… Sur tous les aliments que j'achète, je surveille scrupuleusement la certification VEGAN. Seulement, quand on supprime la source animale de protéines, il faut bien aller en chercher ailleurs. Les protéines végétales ? Principalement les légumineuses. Qui sont aussi… je vous le donne en mille… chargées en glucides. Mes débuts dans le véganisme s'apparentent à une grande claque. Pas de celles qui marquent le départ d'une révolution, de celles qui mettent KO. Je pensais avoir atteint les pires niveaux de fatigue. Je découvre que je pouvais descendre encore plus bas.

Le changement est radical, mon organisme a peut-être besoin d'un peu de temps pour s'habituer. Je lui concède quelques mois pour trouver ses marques avec ces nouvelles habitudes alimentaires. Et puis, j'ai vraiment envie que ça fonctionne. Ma rétine est marquée par ces images de cruauté dans les abattoirs. J'insiste, pendant trois mois. Avec le recul, c'était vraiment de l'obstination. Je suis têtue. Une entêtée obligée de dormir toute la journée alors qu'elle ne rêve que d'aller se secouer. À un moment donné, je suis obligée de me résigner. À mon grand désarroi, le régime végan n'est pas fait pour moi. Dans un dernier soubresaut d'espoir (ou d'entêtement), je mise tout sur la suppression du gluten. Un régime végan ET sans gluten équivaut à une catastrophe pour mon pauvre petit corps. Il est tout raplapla, toujours aussi gonflé, accablé par les douleurs tendineuses. Je suis abonnée à écouter un disque rayé.

Retour sur Internet, que je n'avais jamais réellement quitté. Je m'attarde sur un nouveau mot, jusque-là inconnu de mon vocabulaire : « keto diet ». La traduction française : alimentation cétogène (voir définition dans la partie « Cahier pratique », p. 115). Le concept émerge à peine chez nous, il est déjà très bien implanté outre-Atlantique. Les retours me parlent. Cette impossibilité à maigrir malgré des efforts démesurés, ces coups de pompe qui terrassent, ces problèmes de peau, de concentration, d'articulations… C'est moi ! C'est tout moi ! Je découvre ces listes d'aliments autorisés, d'aliments interdits. Je lis des explications sur les effets potentiellement délétères des pâtes, du riz, du maïs, des fruits… Pile-poil les aliments qui étaient déjà dans mon collimateur.

Sur mon long *curriculum vitae* de tests alimentaires figurent quelques tentatives fugaces en *low carb*. C'est comme ça que je les appelais. Ça veut tout simplement dire « faible teneur en glucides ». Je n'étais pas encore allée au bout de l'idée. Cette *keto diet* allume une étincelle dans ma matière grise. Il représente un palier au-dessus, que je n'avais pas grimpé jusqu'à présent. Avant de franchir ce pas, je continue à m'abreuver de définitions, de tableaux, d'analyses, de témoignages. Tous ces gens, aux quatre coins du monde, affirment que leur quotidien a changé du tout au tout le jour où ils ont découvert l'alimentation cétogène. Ils évoquent tous leur perte de poids. Je réalise pleinement que c'est souvent la préoccupation première. Ce n'est pas celle qui me taraude le plus. Mes inflammations tendineuses, mes difficultés à me concentrer, me posent bien plus de problèmes au quotidien.

Si l'alimentation me convient, je suis persuadée que la perte de poids suivra, dans un second temps. Je me refuse catégoriquement à adopter un régime draconien pour perdre mes kilos superflus. Après la souffrance de l'anorexie, cette option est définitivement écartée. En envisageant ce tout nouveau « keto diet », je formule deux vœux : être en meilleure forme et me sentir mieux dans mon corps.

Pourquoi cette alimentation cétogène fait-elle tilt ? Parce qu'elle confirme mon pressentiment quant à cibler les glucides et y apporte enfin une explication. Ce que je lis a du sens. Je découvre le concept de la cétose (voir définition dans la partie « Cahier pratique », p. 115). Le corps consomme du gras et non du sucre pour faire fonctionner la machine. Une autre source de carburant est possible. Le déclic, la pièce manquante du puzzle. Avec elle, toutes mes interrogations, tous mes doutes, trouvent une réponse logique. Je comprends enfin pourquoi une poignée d'amandes au goûter m'apporte plus d'énergie qu'un fruit. La première option est chargée en lipides, la seconde en glucides. En un éclair, le brouillard se lève. Tout devient clair, limpide.

Je comprends surtout que je suis un moteur essence, dans lequel j'ai toujours mis du diesel. Et je m'attendais à ce qu'il avance ! À la place, j'ai passé ma vie à l'encrasser. Je fais partie de cette autre catégorie de métabolismes, qui fonctionne mieux avec des matières grasses qu'avec des sucres. Ceux qui ont la chance de bien les digérer, ces sucres – et il y en a ! – n'ont jamais connu cette révélation. Ils ne prennent jamais de poids, restent minces, n'expérimentent pas ce combat lassant avec l'alimentation. Tant mieux pour eux. Je ne fais pas partie de ces chanceux. Cela ne m'attriste nullement, je suis à deux doigts de trouver mon Eldorado ailleurs.

③

Top départ pour le virage alimentaire

TOUT DÉCONSTRUIRE POUR MIEUX RECONSTRUIRE. Après des années de suivi nutritionnel assuré par des professionnels, j'estime avoir accumulé pas mal de connaissances ciblées sur ce qui est censé être une alimentation « équilibrée ». Qui l'est d'ailleurs, pour beaucoup de monde. Juste, pas pour moi. Je dois mettre ces connaissances de côté, modifier du tout au tout ma conception de l'alimentation, la proportion des macronutriments qui va composer mes menus des prochains jours. Peut-être même des prochains mois, années, qui sait ? Si mon organisme y trouve son compte. Les « macros » ce sont les protéines, les glucides, les lipides (voir partie « Cahier pratique », p. 117). Jusqu'à présent, mes assiettes étaient composées entre 50 et 60 % de glucides, la « norme ». La proportion doit chuter, drastiquement, de 5 à 10 %. Cette dégringolade va être compensée par une montée en flèche des lipides. Pas n'importe lesquels. Il n'est pas question de se boucher les artères avec de mauvaises matières grasses. Mon cœur d'athlète, j'y tiens !

Le changement semble brutal. C'est parce qu'il l'est, on ne va pas se le cacher. Il exige de chambouler le fonctionnement même de l'organisme. En cétose, il ne fragmentera plus les glucides en molécules simples de glucose, pour les envoyer comme carburant dans chacune de mes cellules. Il devra s'habituer à l'action des corps cétoniques, des substances fabriquées par le foie à partir des graisses, celles consommées et celles stockées, pour nourrir ces mêmes cellules. Adopter une diète cétogène nécessite pas mal de préparation. Déjà, pour bien comprendre ce que l'on demande, ce que l'on attend de son corps. Il faut aussi pas mal de motivation. Il n'y a rien d'intuitif à bouleverser des habitudes de vie fermement ancrées.

Cette préparation méticuleuse, c'est quoi ? Ce sont des tableaux, en veux-tu en voilà, recopiés, imprimés, pendant des mois de recherches. Ce sont des listes d'aliments qui seront autorisés ou interdits. Ce sont des notes sur les teneurs en glucides de chacun, légumes et fruits principalement. C'est la calculette à portée de main, ou le réflexe calcul mental. Mon objectif quotidien initial : 20 grammes grand maximum de glucides. Un chiffre tout rond, tout riquiqui. Il va falloir effectuer quelques additions au cours de la journée pour m'assurer de ne pas le dépasser. Combien dans ces myrtilles, combien dans ce yaourt, combien dans ces brocolis… ? Les bases doivent être carrées, sinon c'est l'échec assuré. Le plan d'attaque est prêt. Moi aussi. J'attends le bon moment pour démarrer. J'attends d'être dans les bonnes dispositions, à la maison et pas en vadrouille, avec du temps devant moi pour décrypter si je fais bien les choses et pour les ajuster au besoin.

Clap de fin pour l'US Open 2018. Deux semaines de travail intense, face à des matchs à commenter tout aussi intenses. Le sacre de Naomi Osaka chez les femmes, de Novak Djokovic chez les hommes. J'ai profité de ce petit séjour new-yorkais pour m'accorder une virée express dans une bonne librairie, pour piocher deux ou trois livres destinés à compléter ma collection. Au rayon nutrition, cela va de soi. De quoi parfaire mon éducation sur ce keto que je m'apprête à embrasser. Les ouvrages, bien calés dans ma valise, atterrissent avec moi à Dubaï. À peine le pied à la maison, je lance le top départ. Ces dernières semaines ont été aussi passionnantes qu'éreintantes. Avec le rythme des matchs, quasi continu. Avec le décalage horaire pour les chaînes françaises. Avec ma fatigue, lourde, pesante, éternelle. J'ai assumé mes journées de travail. Toujours, quel que soit mon état, je ne transigerai jamais là-dessus. Beaucoup de gens comptent sur moi, je leur dois de donner le meilleur de moi-même. Mission accomplie. Mais à quel prix ! Il m'a fallu multiplier les microsiestes pour tenir le coup. C'est la goutte d'eau. Je veux du changement, tout de suite, maintenant, radicalement.

Le retour dans mon petit cocon, mi-septembre 2018, marque le début de cette aventure qui va profondément transformer ma vie, mon apparence physique, mon dynamisme, mon état de santé. Avant de me jeter à corps perdu dans de grandes courses, dans des heures de cuisine, j'opte pour la simplicité. J'ai cette chance inouïe, la chance d'avoir le choix. Dans ma résidence, un *room-service* me donne accès à tous les types de nourriture possibles et imaginables. À tout un tas de menus keto par la même occasion. Je m'accorde une petite semaine de plats commandés, une petite semaine de test vers ce mode alimentaire totalement inconnu. Pour voir.

Mon premier repas cétogène ? L'image est encore gravée dans ma mémoire : une bavette, un avocat tranché, une salade verte, de l'huile d'olive en extra. J'en ai demandé en bonus, servie à côté. J'ai lu qu'il fallait l'ajouter juste avant de manger, pour en retirer tous les bienfaits. L'assiette est livrée à ma porte, première impression très mitigée. Je la contemple, circonspecte. *[C'est tout ce que je vais manger ? Pas de dessert ? Pas de morceau de pain ?]* Je crains de mourir de faim. Tout est magnifique, de qualité, bien préparé. Les aliments me laissent pourtant une drôle de sensation dans la bouche. Mon palais n'est pas familiarisé à ce goût, celui du gras. Je prends mon temps, je mastique longuement. Histoire de caler au mieux mon ventre, tant j'ai peur de l'entendre gargouiller dans une heure. Mes papilles gustatives sont chamboulées. Même chose pour mon estomac, même chose pour mon cerveau. Le premier n'a pas l'impression d'être rassasié, le second se met carrément en alerte: «ATTENTION. ATTENTION. REPAS INCOMPLET.» Tel un junkie en manque de sa drogue dure, de son sucre.

C'était mon tout premier repas keto. Je suis sceptique. Je me dis que la transition va être sacrément rude. M'accrocher coûte que coûte, c'est ma nature. Mettre en sourdine les signaux contradictoires que m'envoie mon corps, j'ai appris à le faire aussi. J'ai la sensation de ne pas avoir suffisamment mangé, pourtant je ne ressens pas la faim. Étrange dualité. Le reste de la journée se poursuit, à son habitude. Pas l'impression d'aller mieux, pas l'impression d'aller moins bien. Arrive ensuite le deuxième repas de diète cétogène, puis le troisième, le quatrième, le cinquième… Mon palais s'habitue petit à petit à ce nouveau goût, il commence même à l'apprécier. Le reste de mon corps s'habitue aussi, plus lentement lui. Je suis avertie que la transition est laborieuse.

Tous les livres, tous les témoignages le martèlent. L'avertissement est clair, archi clair. Pendant quelques jours, j'endure la phase de céto ou *keto adaptation*. Mon corps se dirige vers le mode cétose, il ne l'a pas encore atteint. Il se vide progressivement de ses réserves de glucose, stocké dans les muscles et le foie sous forme de glycogène. Une phase de vidange loin de passer inaperçue. Ce n'est pas pour rien qu'on appelle cet entre-deux la *keto flu*, la « grippe cétogène » (voir partie « Cahier pratique », p. 119). Pas très attrayante comme terminologie ; totalement adéquate, malheureusement. À quoi faut-il s'attendre ? À une plus grande fatigue avant tout. À des vertiges, à des maux de tête, à des difficultés pour se concentrer. À des soucis digestifs, quasi systématiques, de la diarrhée à la constipation, en passant par les nausées et les ballonnements. Puis viennent les éruptions cutanées, les crampes musculaires, la mauvaise haleine…

Autre conséquence de la céto-adaptation, plus insolite celle-ci. La première semaine, préparez-vous à passer vingt fois par jour aux toilettes. La rétention d'eau se volatilise, d'un coup. Sans ce sucre qui favorise le stockage aqueux dans les tissus, elle se fait la malle *illico presto*. Des litres et des litres d'eau en trop qui s'évacuent... En parallèle, la sensation de soif est aride. La sensation de légèreté, exaltante.

Pourquoi diable s'imposer tout ça, me direz-vous ? Alors que c'est justement ce que l'on cherche à fuir ? La réponse est on ne peut plus simple : parce que ces symptômes sont transitoires. Après un pic la première semaine, ils s'estompent, progressivement, jusqu'à disparaître, complètement. Aussi abruptement qu'ils étaient venus. Pour laisser la place à un état de bien-être inégalé. Tous ces désagréments s'envolent. Le corps a terminé sa transition, il a modifié son carburant.

S'il y a un message que je tiens à faire passer, c'est bien celui-ci. Pour celles et ceux qui décideront de tester une alimentation cétogène, quelles que soient vos motivations, ne vous découragez pas ! Les premiers jours, vous allez en baver. Oui, vous allez en voir de toutes les couleurs. Oui, vous vous demanderez pourquoi vous vous infligez ça. Oui, vous aurez envie d'abandonner. Mais je vous fais une promesse. Si vous persévérez, vous connaîtrez ce moment de bascule. Vous saurez que vos efforts n'auront pas été vains, que le jeu en valait la chandelle.

Cette fastidieuse semaine de septembre 2018, ma toute première semaine cétogène, est loin d'être la plus glorieuse de mon existence. Heureusement, mon programme professionnel est allégé, compatible avec l'état léthargique dans lequel je suis plongée. Le tableau que je vous dépeins est loin d'être exagéré. Face à ces sensations ingrates, j'étais préparée. Aucune inquiétude, rien d'anormal, je sais que je suis sur les rails. C'est important d'en avoir conscience, pour ne pas paniquer. Dès qu'apparaît une nouvelle manifestation étrange, je fonce sur Internet vérifier que tout est dans les clous. Et puis, du jour au lendemain, en un claquement de doigts, tout chavire. Je me réveille en compagnie d'une amie qui m'avait tant manqué : mon énergie au sommet. C'est électrique, c'est grisant. C'est l'effet de la cétose, tout simplement.

Autant vous dire que j'entame ma seconde semaine de régime cétogène remontée à bloc. Au bout d'une dizaine de jours, je passe même à la vitesse supérieure. Je sais déjà qu'entre le keto et moi, c'est une relation qui va durer. Voici venu le temps d'un grand ménage. Je vide les placards, le réfrigérateur, je vire tout ce qui peut devenir une tentation. Les biscuits, la farine blanche, les pâtes, le riz…, les bananes même. Tout ça, j'ai compris que ce n'est pas bon pour moi. Inutile de les garder sous les yeux. Il faut les remplacer par des aliments qui vont me permettre de rester en cétose. J'inspecte toutes les étiquettes, je fais la chasse aux sucres cachés. On sait à quel point l'industrie agroalimentaire adore en rajouter absolument partout.

Je peaufine ma liste de course. C'est là que les préparatifs doivent être millimétrés, lors du premier passage au supermarché. Sur mon petit papier, j'ai tout compartimenté : les sources de protéines – viandes, poissons, œufs –, les légumes, les huiles, les yaourts, les fromages… J'ai noté les aliments autorisés. Il faut savoir, avant de partir, ce qu'on va mettre dans son caddie. Parce que réfléchir devant chaque allée, c'est tout bonnement impossible. Parce que ça évite les craquages, au rayon des biscuits, du chocolat, des fruits… Dit comme ça, ça ressemble presque à une torture. Si on y réfléchit bien, éviter d'acheter n'importe quoi dans les magasins, c'est le lot de toute personne qui fait un tant soit peu attention à son alimentation. Sauf que là, il faut en sus éviter les bourdes fatidiques, qui relanceraient le métabolisme de consommation des glucides : il faut prendre les bons légumes, choisir les bonnes portions de fruit, cibler les bons produits de remplacement. La farine de blé, c'est non. La farine d'amande, c'est oui. Les pâtes, *out*. Les pâtes de konjac, *in*. Le riz, fini. Le riz de chou-fleur, admis.

Je découvre d'ailleurs le *cauliflower rice* (voir recette de la pizza au riz de chou-fleur, p. 158), cette star des plats *healthy*, même consistance que le riz pour quasiment zéro sucre. Une petite pépite !

Je ne compte plus les heures passées à fignoler la liste parfaite pour des courses 100 % cétogènes. Un temps fou, que je veux vous faire économiser. Alors je vous la donne (voir liste courante des aliments keto, partie « Cahier pratique », pp. 133-144). Elle est toute prête. Validée. Révisée, à chaque fois que j'ai identifié une erreur de parcours. Et des erreurs, j'en ai commis (voir « Les faux amis du régime cétogène », p. 130). Ça aussi, j'aimerais bien vous les épargner, autant que possible. Il m'a fallu entre huit et dix mois pour être parfaitement calée avec cette nouvelle alimentation. On apprend en trébuchant. Les erreurs de débutant, c'est principalement manger un peu trop de glucides, sans vraiment s'en rendre compte. Ou plutôt si, en s'en rendant compte *a posteriori*. Quand le ventre commence à gonfler, quand les ballonnements reprennent le dessus, quand on a tout d'un coup du mal à fermer son jean… Les erreurs de débutant, c'est opter pour des légumes et des fruits un peu trop riches en glucides : du panais, des courges, du potimarron, des carottes, des pommes, des oranges… Classique. C'est mal délimiter les portions de produits laitiers, comme se servir trop de fromage blanc dans le pot familial. Courant. C'est regarder uniquement la valeur « dont sucres » au lieu des « glucides totaux » dans le tableau nutritionnel. Trompeur. À cause de toutes ces petites broutilles accumulées, je n'arrivais pas à être entièrement en cétose au départ. Même si je me suis tout de suite sentie mieux, je percevais qu'il restait une nette marge d'amélioration. Savoir si l'on est totalement en cétose est relativement facile. Il suffit d'être à l'écoute de son corps. Il vous prévient de manière très claire. Un repas un peu lourd sur l'estomac, un coup de barre après le repas : hop, on note l'aliment incriminé et on l'évite à l'avenir.

À me lire, vous aurez peut-être l'impression que je vous parle d'une vie en restriction perpétuelle. D'interdits, uniquement. *Que nenni* ! Totalement incompatible avec l'épicurienne que je suis. L'alimentation doit être une source de plaisir, de satisfaction, de plénitude. Sinon, impossible de tenir la feuille de route sur la durée, vous foncez tête baissée vers un craquage complet. Votre toute première semaine de keto doit être stricte, ça ne peut être autrement. Afin d'arriver rapidement en cétose, afin de s'y installer, afin d'y rester. Dès la suivante, vous pourrez déjà augmenter la quantité de glucides autorisée.

L'éventail des fruits, légumes et autres desserts s'étoffe. Les jours où vous prévoyez une activité physique plus soutenue, la quantité de glucides permise augmente encore. Les menus deviennent plus flexibles (voir « Le keto très simplifié »), vous pouvez y ajouter davantage de ce qui vous fait vraiment envie.

Sans compter sur l'arme secrète, l'arme absolue : les recettes et substituts alimentaires version keto. Voilà la révélation qui pourrait changer votre opinion sur cette alimentation. Elle ne vous prive absolument pas de vos péchés mignons. Tous, sans exception. Une pizza ? Un burger ? Des tartines grillées ? Une gaufre ? Une crêpe ? Un cheesecake ? Un gâteau au chocolat ? De la glace ? Des nounours à la guimauve ? Si, si, même des guimauves. Tout peut s'adapter pour coller aux règles cétogènes. On peut toujours manger « sucré », mais « sans sucre ». Chez moi, c'est la carte joker de mes petits déjeuners.

Les premiers temps de ma nouvelle vie keto, j'ai trouvé assez simple de concocter des menus pour le déjeuner et le dîner. Le midi : une grande salade composée, facile à varier, avec une base de salade verte à volonté, des légumes (souvent tomates et concombre, mes préférés), une portion de protéines (œufs durs ou poulet grillé, mes favoris), une vinaigrette maison avec du vinaigre de vin blanc et une bonne dose d'huile d'olive (voir ma recette de vinaigrette passe-partout, p. 166). Le tour est joué ! Nourrissant, pratique. Le soir, simple et carré encore : une portion de viande ou de poisson gras accompagnée de légumes, avec supplément huile d'olive. Aisé à diversifier. Reste le matin… Pour quelqu'un comme moi, habituée à manger sucré... Adieu pain, céréales, smoothies aux fruits... Qu'est-ce qu'il me reste ? Des œufs ? Première matinée, une omelette aux champignons. Deuxième matinée, une omelette aux épinards. Troisième matinée, une omelette à je-ne-sais-plus-quoi. Je tourne en rond. C'est là que je remercie la diète cétogène de s'être autant démocratisée. Envie de céréales ce lundi ? Vous en trouverez pléthore en version sans sucre. On se réveille mardi avec une envie de muffin ? Même panel de choix. Chocolat, citron, cannelle, vanille, myrtilles, cœur coulant… C'est assez dingue comment le keto peut bouleverser votre vie, sans finalement changer quoi que ce soit à vos habitudes. De mes petits rituels, j'ai tout conservé. Même ma tradition sacrée, mes pancakes du dimanche matin (voir recette, p. 160). Ils sont désormais à la farine d'amande (voir « Mes 5 indispensables du placard », p. 146), couverts de pâte à tartiner (cétogène elle aussi) et parsemés de myrtilles. Encore plus rassasiants que des pancakes classiques. Pendant qu'ils dorent tranquillement dans la poêle, je sirote mon indispensable *bullet coffee*, mon petit « café gras ». Quelques gouttes d'huile MCT (voir « Mes 5 indispensables du placard », p. 145), indétectable au goût, dans un expresso ou un allongé. La boisson matinale idéale, un condensé de bons lipides, la recette miracle pour lancer la journée en cétose.

En 2024, les arguments « difficile », « ennuyeux », « contraignant », « compliqué » ne tiennent plus la route quand on parle du régime cétogène. Ils sont aux antipodes de la réalité. Un régime cétogène, c'est facile à suivre, sans sensation de privation, sans exclusion sociale. Ça ne fera pas de vous un paria, qui ne peut plus sortir, qui ne peut plus s'asseoir à la table familiale, qui ne peut plus profiter. Par exemple : parfois le soir à la maison, on prévoit une soirée pizza. Je vais me commander ma pizza keto, j'ai un peu la flemme de cuisiner. *[Je me laisserais bien tenter par une quatre fromages.]* Mon mari va se commander sa pizza classique. Toutes les deux seront grignotées devant la télé, en regardant du tennis. *[Je crois même qu'il me reste une part de gâteau keto au frigo.]* À nous voir, côte à côte, manger sur le canapé, vous ne devinerez jamais que nos habitudes alimentaires sont diamétralement opposées.

Manger cétogène, ça n'est pas se restreindre à des légumes verts et du poisson cuit à la vapeur toute sa vie. Ça n'est pas être obsédé sur tout ce que l'on ingère, tout calculer en permanence. Petit à petit, les additions se raréfient. Plus besoin de compter les calories, plus besoin d'être sur le qui-vive 24 heures sur 24, plus besoin de scruter le moindre sucre. Petit à petit, tout redevient instinctif, comme avant. Y compris les invitations chez des amis, y compris les soirées au restaurant. Aucune raison d'appréhender quand vous passez la porte, vous trouverez toujours des options très faibles en glucides. Dans toutes les spécialités culinaires. Un italien ? Tomates-mozza ou burrata. Un chinois ? Viande ou poisson sans sauce, avec portion de légumes sautés. Un japonais ? Des sashimis, des brochettes, une salade d'edamame. Je pourrais tous vous les citer, je les ai tous testés.

Avec quelques années de recul, je maîtrise quasiment toutes les situations. Quasiment, car il me reste deux points faibles, deux tendons d'Achille, à surveiller de près. Ce sont les repas pris en avion et ceux grignotés sur le pouce pendant les tournois. Pour les premiers, les menus proposés sont toujours à base de pâtes ou de riz, avec peu de légumes, quasiment aucune protéine. Problème insoluble. Pour les seconds, les journées de travail me laissent rarement le temps de m'attabler à la cafétéria. Je mesure le privilège de faire partie des rares élus, parmi tous les anciens champions de tennis, à être passée du côté des consultants. Quand on commente des matchs en cinq sets, pendant trois, quatre, cinq heures de jeu, l'option distributeur automatique est la plus pratique pour caler les petits creux. Des madeleines, des chips, des barres chocolatées ultra sucrées… Tout sauf keto ! Je n'ai pas le choix, dans ces deux cas-là, je dois anticiper. Je dois penser à glisser dans mon sac des grignotages rapides, des barres protéinées (méticuleusement sélectionnées pour ne pas tomber dans le piège des sucres cachés), des amandes ou des noix de cajou (mes chouchous). Petite mise à jour primordiale : les chaînes de télévision qui m'emploient pendant les tournois de tennis ont toutes pris le pli. Elles me réservent à présent une petite section dans les *living-rooms*, des snacks adaptés à mon alimentation. Avec une petite mention : « Pour Marion ». Des amours !

Retour en 2018. J'atteins très vite mon rythme de croisière. Hormis quelques réajustements de direction, je tiens le cap et le bon bout. J'en prends conscience quelques jours, quelques semaines seulement après avoir entamé ma transition cétogène. Hier, je me sentais fatiguée dès le réveil, j'avais un mal fou à sortir de ma couette. Aujourd'hui, j'enchaîne à un rythme endiablé, jusque parfois tard dans la nuit, sans retentissement sur le niveau de ma batterie. Mes collègues peuvent attester de ma métamorphose express. Ils m'ont vue en septembre, à l'US Open, fourbue, usée. Ils me retrouvent à Melbourne pour l'Open d'Australie, en janvier, rechargée à 1 000 %. Le décalage horaire XXL ? Pas de problème. Malgré très peu d'heures de sommeil au compteur. L'équipe ne me reconnaît pas, on me répète à l'envi que je suis « transformée ». Même si je le ressens bien, ça fait quand même plaisir de se l'entendre dire. Retour en fanfare de ma forme olympique, de mon dynamisme explosif, de mon endurance illimitée. La transformation se lit littéralement sur mon visage. Ma peau a retrouvé son velours de pêche, plus la moindre imperfection. Cela peut paraître futile de s'arrêter sur ces détails, mais pour quelqu'un qui passe beaucoup à la télévision, ça compte ! Moins de maquillage, plus de naturel.

Les considérations physiques sont loin d'être mes priorités. À mes yeux, c'est la sensation de mieux-être qui prime. Je suis redevenue la personne que j'étais, je me suis réappropriée mon corps, j'ai retrouvé le chemin de la pleine santé. Je dors mieux. Je digère mieux. Je ne ressens plus aucune douleur au niveau de mon épaule. Je ne pense plus chaque seconde de chaque heure à ce que je dois ou ne dois pas manger. Mon esprit est libre de se concentrer sur autre chose, sur tout le reste. Je mesure la chance que j'ai eu de pouvoir me lancer dans le keto avec du temps devant moi, sans stress, sans *rush*. Avec mes engagements professionnels actuels, j'aurais clairement davantage pataugé. Tout le monde n'a pas cette chance et j'en ai bien conscience. C'est pour ces personnes-là que j'ai souhaité partager mon expérience et toutes mes astuces. Le terrain leur est préparé, balisé. Tout le travail de préparation, long, laborieux, est prémâché. Un programme initiatique vers le keto livré clé en main en quelque sorte.

Je sais que beaucoup d'entre vous se poseront la question fatidique. La question qui taraude, la question qui obsède. Combien de kilos a-t-elle réussi à perdre grâce à l'alimentation cétogène ? Pour la énième fois *[je ne les compte plus]*, ma transformation physique n'est pas passée inaperçue. Au risque de vous décevoir, je n'ai pas de chiffre précis à vous confier. Non pas que ce soit un secret. Moi-même je n'en ai pas la moindre idée. Depuis que j'ai quitté les suivis diététiques professionnels, je ne me suis plus jamais pesée. À la maison, j'ai banni les balances. Après avoir réussi à m'extirper de l'anorexie, je me suis jurée de ne plus jamais en posséder. Bien sûr, j'ai fondu. Je l'ai constaté, très rapidement. Cette fonte, c'est intégralement l'action de la diète cétogène. Côté activité physique, je m'entraîne sur des courts de tennis à peu près trois fois par semaine. Pour entretenir la machine, pour pouvoir répondre présente quand on m'invite au Trophée des Légendes de Roland-Garros ou au Tournoi des Légendes de Wimbledon. Je suis toujours fidèle à ma salle de gym, à mes séances de cardio et de renfo. C'est à peu près tout. La dose de sport hebdomadaire est solide. Elle a tout de même bien chuté depuis que j'ai abandonné ma tentative de retour à la compétition.

Je me dépense un peu moins, je n'absorbe pas moins de calories. Et je maigris, sans aucun effort. Je n'ai pas de chiffre à vous donner, mais j'ai une petite anecdote imagée. Fin décembre 2018 sonne l'heure de vacances bien méritées. Destination ensoleillée, entre copines. Avec ma compatriote Tatiana Golovin, ex-tenniswomen et grande amie de toujours, on a choisi de terminer l'année au soleil, sur la plage, les pieds dans le sable. La valise est légère, uniquement des petites robes et des maillots de bain. Dès l'avion, Tatiana me fait remarquer à quel point elle me trouve changée, « rayonnante » selon ses propres mots. Elle se réjouit pour moi, elle connaît si bien ce par quoi je suis passée, mes années de galère. Deux petits mois se sont écoulés depuis ma découverte du monde cétogène. Septembre, ma garde-robe contenait uniquement du XL. Décembre, j'ai dû acheter un nouveau bikini pour ces vacances. Je le porte encore aujourd'hui. Une taille M.

Flash-forward. Mars 2024. Je célèbre les cinq ans de ce changement de parcours. Cinq années de pleine santé, de stabilité. Plus rien ne pourrait me faire revenir en arrière. D'ailleurs mon corps ne me l'autoriserait pas. Il est désintoxiqué du sucre, il ne peut plus le supporter. Une vie transfigurée, qui respire dans le même temps la normalité. Une vie que je partage désormais avec deux estomacs (celui de mon mari Yahya et de ma fille Kamilya) qui ne suivent pas du tout le même régime que moi. On cohabite, le plus naturellement du monde.

Je passe l'après-midi avec ma fille justement. C'est l'une de nos petites habitudes, nos tête-à-tête, rien qu'elle et moi. Elle s'est bien défoulée au parc. On enchaîne avec le trampoline au centre commercial, quelques heures supplémentaires de fous rires, avant de souffler le temps d'une session peinture sur le visage (le sien, j'ai passé mon tour). Après toutes ces émotions, nous avons un petit creux, toutes les deux. On s'assoit à la table d'un fast-food. Petit plaisir exceptionnel, qu'on s'autorise de temps en temps. Il faut bien vivre. Elle se régale avec son menu enfant. Je l'accompagne avec un burger sans pain et sans ketchup, supplément fromage, une salade à la place des frites. Compatible cétogène. Vous voyez, je n'ai aucune limitation liée à mon alimentation. Je peux partager les mêmes moments privilégiés, comme toutes les mamans du monde entier.

④

Un heureux événement qui pousse à penser différemment

MES HABITUDES ALIMENTAIRES SUSCITENT parfois encore quelques remarques. Elles émanent des sceptiques, des réfractaires, des curieux. Des inquiets même, l'inconnu fait toujours un peu peur. Peur des carences (pas assez de vitamines ?), peur des lipides (trop de cholestérol ?), peur du manque de glucides (d'où provient l'énergie ?). Pour y répondre sans se sentir déstabilisé, il faut bien se connaître. Il faut être bien dans ses baskets. Il faut être solide. Ce n'est pas toujours évident. Moi aussi j'ai flanché, malgré mes convictions inébranlables. Bien que je sache pertinemment ce qui est bon pour moi, mieux que quiconque. Si je dépasse, même un tantinet, la ligne rouge qui relance la consommation de glucides, si je sors même très légèrement de la cétose, j'en paie le prix fort. Je suis lourde et lasse le lendemain matin. Je suis gonflée et contrariée par des douleurs abdominales. La conclusion est limpide : je suis faite pour un mode alimentaire cétogène strict. Certaines personnes qui suivent un régime keto peuvent se permettre un peu plus de souplesse avec leurs apports en glucides. Ce n'est pas mon cas.

Si je peux aujourd'hui assurer avec autant de conviction que je ne pourrais plus jamais revenir en arrière, plus jamais recommencer à manger « comme avant », c'est que j'en ai constaté les effets désastreux. Calamiteux même. À mes dépens. À mon grand regret. Je l'ai testé, ce retour en arrière. Non pas par plaisir, non pas par souhait. Je l'ai testé pour me plier aux injonctions du corps médical. Clarification essentielle : tous les professionnels de santé ne voient pas du même œil l'alimentation cétogène. C'est une évidence ! Si certains la fustigent, d'autres y posent un regard plus clément. D'autant plus s'ils constatent, preuves à l'appui, qu'elle est compatible avec une parfaite santé. Depuis que le keto est entré dans ma vie, mes examens ont toujours été excellents. Meilleurs qu'avant. Les prises de sang pour contrôler la glycémie à jeun, le cholestérol, le foie, les reins ? Tout va bien. Mes tendons, ceux de mon épaule droite essentiellement ? Nickel. La blessure appartient au passé.

J'ai grandi avec l'enseignement et les valeurs d'un papa médecin et d'une maman infirmière. Ils m'ont appris à faire confiance à la médecine occidentale, aux professionnels dont je croise le chemin. Comme à ce gynécologue qui me reçoit à Bastia. Septembre 2020, année marquée par la Covid. Marquée surtout, pour moi, par le plus grand bouleversement qui soit. Je suis enceinte. La première partie du suivi de ma grossesse a été assurée à Dubaï. La dernière partie est délocalisée en Corse. Pourquoi ? Tout simplement car je dois me rapprocher de la métropole pour commenter le tournoi de Roland-Garros, décalé suite aux chamboulements induits par cette épidémie mondiale – il se déroule en septembre-octobre au lieu de mai-juin. Cette année 2020, les vols se raréfient, les frontières se ferment, les conditions de déplacement se compliquent. Je choisis de faire escale dans la maison familiale avant de me rendre à Paris. J'y reviendrai une fois le tournoi terminé, pour y passer les dernières semaines de ma grossesse entourée de mes proches. De toute manière, hors restrictions liées à la pandémie, je serai bientôt trop proche du terme pour prendre l'avion.

Le clan Bartoli établit ses quartiers dans la maison de famille, à l'Île-Rousse. Mes parents, mon mari et moi-même. Il me faut trouver un médecin pour mes derniers rendez-vous de contrôle. Le plus proche consulte à Bastia, à 1 h 30 de route. Des routes corses, pour ceux qui connaissent. Pas de tout repos, surtout pour quelqu'un comme moi très sujette au mal des transports. Vive les virages ! Place à l'avant obligatoire, regard fixé sur l'horizon indispensable. Sinon…

Ce médecin m'accueille très professionnellement. Passage en revue de mon dossier médical. Comment se sont déroulés les deux premiers trimestres ? Des soucis particuliers à mentionner ? Que disent les bilans et échographies déjà réalisés ? Comment je me sens ? RAS, tout va bien. Autant pour moi que pour la petite merveille que je suis en train de façonner. Jusqu'à la question fatidique, celle de l'alimentation. Il me demande, je lui réponds. Je lui explique succinctement à quoi correspond le régime cétogène, il ne connaît pas. Un exemple de journée type peut-être ? Je vois le doute naître dans ses yeux. Doute qui se mue en inquiétude, puis carrément en affolement. *« C'est impossible, il faut arrêter tout de suite ce que vous faites ! Vous avez été chanceuse que tout se passe bien jusque-là, mais c'est très mauvais de manger autant de gras. Mauvais pour vous, mauvais pour le bébé. »* Je l'écoute me détailler tout ce que je fais mal, tous les risques que je prends. Il est catégorique : il me faut passer tout de suite à un régime réduit en graisses. Il commence à me prescrire une liste de repas, à suivre à la lettre, dès que j'aurai mis le pied hors de son cabinet.

Le discours aurait pu m'alarmer. Or, je sais que je vais bien, que ma fille va bien (oui, nous savons déjà que nous accueillerons une petite aventurière). Je tente de lui expliquer, avec tout le respect que je voue à la blouse blanche. *«Malheureusement, je sais déjà que revenir à consommer des glucides ne va pas me convenir.»* J'évoque un peu mes douloureuses expériences, leurs dramatiques conséquences, l'équilibre retrouvé avec le keto. Deux ans de recul tout de même, j'ai eu le temps de faire le tour du sujet, de m'assurer que ma santé n'est pas en danger. Mes arguments se heurtent à un mur. Il me demande de lui faire confiance, mon papa médecin appuie ses propos. J'accepte le compromis qui m'est proposé: on teste une alimentation plus «normale», on prévoit une prise de sang dans quinze jours et un rendez-vous dans un mois. Pour faire le point.

J'appréhende un peu ce retour des glucides dans mon assiette. Je sais pertinemment ce que ça va donner. Premier repas: 100 grammes de riz avec un poisson vapeur et des légumes, un fruit en dessert. Sur le papier, tout à fait correct. Quelques heures à peine s'écoulent, je suis ballonnée, j'ai des nausées, je suis crevée, j'ai la sensation d'avoir huit litres d'eau accumulés dans chaque jambe. Sucre et hormones au plafond ne font pas bon ménage. Mon pauvre petit organisme se demande pourquoi diable je recommence à lui infliger ça. Sans grande surprise, cet essai se traduit par une prise de poids express. Elle était restée si bien maîtrisée les sept premiers mois, regret instantané ! Résultat : cinq kilos en plus en deux semaines seulement. J'avais jusque-là demandé à ce que l'on ne me communique pas mon poids. Même si ce contrôle est obligatoire pendant une grossesse, il fait partie des évolutions listées chaque mois. Le chiffre est bien noté dans mon dossier, mais je ne voulais pas l'entendre, en raison de la promesse post-anorexie que je me suis faite. Là, je n'y coupe pas. Le chiffre devient problématique donc nous sommes obligés de l'évoquer. En bonus, je frôle le diabète gestationnel.

Entre temps, j'ai fait le trajet vers Paris commenter Roland-Garros. C'est mon père qui m'appelle pour me donner les résultats du bilan sanguin tant attendu. Au téléphone, je l'entends à sa voix, il est estomaqué. Il n'en revient pas. C'est très mauvais tout ça. Machine arrière à toute vapeur. On stoppe tout. On arrête les glucides et on me laisse revenir à mes bonnes vieilles habitudes keto. Ouf ! Je souffle. L'avantage, quand votre organisme a été accoutumé longtemps à la cétose, c'est qu'il arrive à y revenir très rapidement. Pas de longue période d'adaptation cette fois, en vingt-quatre à quarante-huit heures je retrouve mon rythme de croisière cétogène. En moins d'une journée, j'évacue déjà la rétention d'eau accumulée.

Je suis plus légère, plus dynamique, plus vive. Ça tombe à pic, ces deux semaines de travail s'annoncent chargées. Des interviews sur le terrain, avec mon joli ventre rond qui fait parler sur les écrans. J'alterne entre la station debout, statique, et de longues heures de marche, jour après jour. Un rythme qu'il m'aurait été impossible de tenir sans mon alimentation spécifique. J'en suis totalement convaincue.

De retour en Corse, je pose mes valises une dernière fois avant mon accouchement. C'est ici que je vais passer tranquillement les dernières semaines de ma grossesse, à attendre, dans ce beau cadre, l'arrivée de mon bébé. Nouveau rendez-vous avec mon gynécologue de l'Île de Beauté, le der des der avant le terme. Il est forcé de constater que ses conseils nutritionnels ont fait plus de mal que de bien. Il me fait gentiment remarquer que, maintenant, j'ai pris trop de poids. Ces cinq kilos d'un coup entachent une évolution jusque-là parfaite. Il reconnaît que ce que je faisais était finalement davantage adapté à mon métabolisme. On y est revenu, n'en parlons plus. Parlons maintenant de cette prise de poids. Sa recommandation : faire de l'exercice. À quelques semaines du terme, sans accès à la moindre infrastructure ou au moindre équipement (rappelez-vous, nous sommes en plein confinement), mes options sont plus que limitées. La seule qu'il me reste : marcher. Faire des tours de maison, encore et encore, plusieurs fois par jour. Quel programme réjouissant ! J'en rigole aujourd'hui, quand j'y repense. Je riais un peu plus jaune à l'époque. Quelle super solution pour un problème qui aurait pu être évité !

Quand je vous dis que tous les professionnels de santé ne sont pas réceptifs de la même manière à l'alimentation cétogène, c'est parce que j'ai pu le constater de mes propres yeux. Avec mon mari, nous avons appris ma grossesse en avril 2020. La planète commence à entrer en *lockdown*. Un virus dont on connaît encore bien peu de choses bouleverse l'ordre mondial. Nous, nous planons sur notre petit nuage. Confinés, certes, mais heureux. J'ai accès à une salle de gym dans ma résidence. On se réserve un créneau quotidien. Limitation de la fréquentation oblige, il faut planifier les passages. Je fais mon sport tous les jours. Ici du vélo, là de l'elliptique, selon mes envies.

Mon début de grossesse peut être qualifié d'idyllique. Les désagréments qu'on rencontre souvent ? Je passe au travers des mailles du filet. Je les évite tous. Pas de nausées, pas de jambes gonflées. Pas de fringales non plus, ni d'envies de fraises à trois heures du matin. Que demander de plus ? Les premiers rendez-vous pour mon suivi se déroulent à Dubaï. Tous les bilans sont excellents. Mes examens sanguins, au top. À l'échographie, le rythme cardiaque de bébé est bien marqué (hérité de ses parents sportifs ?). La courbe de croissance est idéale. Très tôt, elle bouge bien. Au moins, je sais qu'elle est là, qu'elle est en grande forme. Une vraie pro des coups de pied ! Avec un papa footballeur, s'entraînerait-elle déjà à tirer des *corners* ? On en plaisante. La force y est, à m'en déformer la peau du ventre. Tout ce que l'on attend d'un bébé en parfaite santé, tout ce que de futurs parents peuvent espérer. Le sujet de l'alimentation a bien sûr été évoqué lors de mes consultations médicales. Il n'a soulevé aucune interrogation. « Tout se passe bien madame Bartoli ? Continuez ainsi. » Dommage que je n'aie pas pu trouver la même réponse ensuite. Cela m'aurait épargné quelques tours de maison.

Je fais appel à votre imagination, pour que vous visualisiez la situation. Nous sommes mi-novembre, dans le Nord de la Corse. La France est confinée, une grande partie du monde avec elle. J'ai reçu les consignes de bouger, autant que possible. Mes maigres options se cantonnent au jardin de mes parents. Fort joli, mais de superficie limitée. Un tour en marchant, puis un autre, puis un autre... Palpitant. Je me retrouve, enceinte de huit mois et des broutilles, à tenter de perdre du poids. Vient le coup de tonnerre. Du jour au lendemain, une fatigue extrême m'assomme. Je n'arrive presque plus à me lever. J'ai besoin de dormir vingt heures sur vingt-quatre. Je suis percluse d'horribles crampes abdominales. J'appelle mon gynécologue. Sa réponse : *« C'est normal, vous arrivez à la fin de votre grossesse. Et puis, comme vous avez trop grossi d'un coup, c'est sûr que ça fatigue. »* Et les difficultés à respirer ? *« Ça aussi, ne cherchez pas. C'est le poids. »* Un comble.

La prescription « magique » de faire des tours de maison ne fonctionne pas. Tiens donc ? Je me retrouve alitée. Je n'arrive plus à respirer. Cette sensation de manquer d'air est tellement anxiogène ! J'étouffe, je suffoque. Pourtant, je connais bien les capacités de mes poumons. Minute après minute, elles se réduisent comme peau de chagrin. Après une courte réflexion collective, la décision est prise de me faire hospitaliser en urgence. Là encore, une heure et demie de route pour se rendre à l'hôpital, malade comme un chien. Un cauchemar ! Tout juste arrivée, mon test Covid revient… positif ! Je fais un carton plein : j'ai contracté les trois variants qui circulent en ce moment. Mon premier réflexe est de m'inquiéter pour ma fille. Rappelez-vous, fin 2020, nous avions peu de recul sur cette maladie. Peut-elle l'attraper, elle aussi ? Est-ce qu'elle peut manquer d'oxygène dans mon ventre ? Le virus peut-il avoir des répercussions sur sa croissance ? Les examens pratiqués me rassurent, un peu. La priorité est de me soigner, moi, pour la protéger, elle. Les traitements restent légers. Un peu de paracétamol pour les douleurs, un peu d'oxygène pour la gêne respiratoire. Si mes souvenirs sont bons, trois litres seulement, sur quatre jours d'hospitalisation. Je fais partie des chanceux. Je me rétablis en un temps record. Avec un peu de fatigue résiduelle tout de même. Dur dur de conserver une alimentation cétogène à l'hôpital. On m'apporte pourtant les repas destinés aux diabétiques. Avec plein de glucides, allez comprendre. Je ne mange pas assez. Je vais devoir attendre de sortir pour reprendre des forces d'un point de vue nutritionnel.

Quatre jours, comme je vous le disais. C'est court, très court. Alors que beaucoup traînent des conséquences de leur Covid pendant des semaines, voire des mois. Mes cellules sont privées de sucre, peut-être que je bénéficie d'un terrain moins inflammatoire. L'inflammation chronique met à mal les défenses immunitaires, c'est reconnu. Les miennes ont réussi à se battre à plein régime. Un ultime avantage de mon régime sans glucides, j'en suis persuadée.

En tout cas, la différence entre le temps de rétablissement « moyen » et le mien a été flagrante. On parle pourtant d'une femme enceinte, en toute fin de grossesse, considérée par le corps médical comme une personne « fragile ».

Pendant que je me remets à l'hôpital, mon virus s'est répandu insidieusement à travers toute la maisonnée. Vous l'avez sûrement vécu. Le premier du foyer qui attrape la Covid le refile au reste de la famille. Ils y succombent, un à un. Mon père, ma mère, mon mari. La maison se transforme en centre de soin. Avec chacun isolé dans sa chambre, cloué au lit. Et qui pour s'occuper de tout ce petit monde ? La seule qui est sur pied. Je me métamorphose en infirmière, cuisinière, femme de ménage et *tutti quanti*.

Je ne peux plus conduire, je suis obligée de prendre un taxi pour me rendre au supermarché du coin. Je fais les courses toute seule, pour tout le monde. J'achète ce qui va leur faire un peu plaisir. Plaisir très relatif, puisque le goût s'est fait la malle. L'appétit aussi. Ils me demandent des plats faciles, du riz, des pâtes, du poisson, du poulet. Pour ma mère, son dessert fétiche, du fromage blanc avec quelques fruits. La simplicité à l'état pur. J'arrange chaque plateau-repas, je leur monte, un à un, avec leurs médicaments. Quand ils ont terminé, je remonte chercher les assiettes vides, je fais la vaisselle. Quelques heures après, c'est reparti pour un tour. Même organisation pour le dîner. De mon côté, je me concocte mes petits repas spéciaux. Je n'ai pas accès à tous mes substituts keto ultra gourmands. Ni en magasin, ni en commande. Les colis mettent des semaines à arriver, quand ils arrivent. Je me contente des basiques : ma viande ou mon poisson avec des légumes, sautés à l'huile de coco, avec une cuillère à soupe d'huile d'olive rajoutée après cuisson. Mes desserts végétaux et ma portion de fruits. Mes amandes au goûter. Je suis réglée comme du papier à musique.

Voilà donc le programme des dernières semaines de ma grossesse. Une période où l'on conseille plutôt de lever le pied. Où j'ai au contraire bien accéléré, pour prendre soin de ma chère tribu. Il se sont tous remis, sans complication, sans faire de forme grave. Heureusement ! Quand bien même, sans vouloir me vanter, aucun d'eux ne s'est rétabli aussi rapidement que moi. Mon repère, c'est mon mari. Très sportif, poids idéal, quelques années de moins que moi au compteur. En théorie, on pourrait dire qu'il est plus en forme. Le pauvre, sa fatigue post-Covid va le tourmenter encore pendant de longues semaines.

17 décembre au soir. Je commence à ressentir des contractions assez fortes. C'est l'heure. Il faut y aller. Nouveau

trajet sur mes routes préférées. Cette fois, je supporte bien mieux ce calvaire, j'ai l'esprit focalisé sur le cadeau qui m'attend à l'arrivée. Avec les restrictions liées à la pandémie, je ne peux être accompagnée que d'une seule personne. Mon conjoint reste avec moi à l'hôpital, mes parents repartent. Ils attendront, impatients, le coup de fil à la maison. On m'administre un peu de morphine pour les douleurs. Aucun effet. J'attends désespérément qu'on me pose ma péridurale. Que le temps me paraît long ! Elle arrive, telle une bénédiction, à neuf heures le lendemain matin. Changement total d'ambiance. Je me retrouve au paradis, je ne ressens plus aucune douleur. Je peux même m'assoupir, reprendre des forces. Il semblerait que ma voisine de chambre n'ait pas eu la même aubaine, au vu des cris qui traversent notre mur mitoyen… Courage à elle ! Je compatis, puis je referme les yeux quelques instants. Mon tour arrive. Quelques poussées, elle est déjà là. Je réalise que c'est l'accouchement dont rêvent toutes les mamans. Il est 17 heures, le 18 décembre 2020. Kamilya est dans mes bras. Ses 3,125 kilogrammes de bonheur, sa bouille parfaite (en toute objectivité), ses mouvements dynamiques, ses cris révélateurs de poumons bien puissants. En la regardant, je suis soulagée.

Je n'ai jamais craint pour sa santé en raison de mon alimentation. Jamais, pas une seule seconde. La Covid en fin de grossesse en revanche, c'était différent... Même si les médecins m'avaient garanti que tout allait bien quelques semaines auparavant, j'avais besoin de m'en assurer par moi-même. De la voir. Il persistait une ombre, une appréhension dont je n'arrivais pas à me débarrasser. Durant les quelques jours passés à la maternité, les équipes médicales vont s'assurer qu'elle n'a pas connu de détresse respiratoire, qu'elle n'a pas été impactée. Rien du tout. Tout est impeccable, elle est rayonnante, l'image incarnée de la pleine santé. À ce jour, trois ans après, elle n'a quasiment jamais été malade. Santé de fer, comme on dit. Je touche du bois !

Bébé et maman se portant bien, nous quittons l'hôpital comme convenu. La maison familiale des Bartoli accueille un petit membre supplémentaire. Nous resterons en Corse encore un bon mois, le temps que les frontières rouvrent, le temps de faire le passeport de notre fille, le temps qu'elle prenne des forces pour voyager. Parfait aussi pour profiter de ces fêtes de fin d'année tous ensemble. Après l'année qui vient de s'écouler, être entouré des siens est un cadeau précieux, qu'il faut savoir choyer.

De ces premières semaines dans mon nouveau rôle de maman, je garde un souvenir sublime. Un bouleversement, un tsunami, une révolution ? Bien sûr ! Et en même temps une parfaite zénitude, une incomparable plénitude. Loin de moi l'idée de vous raconter des salades, nous sommes passés par tous les états que connaissent les jeunes parents : doute (est-ce qu'on fait bien ?), désarroi (pourquoi elle pleure ?), et j'en passe. Avec le manque de sommeil, le corps meurtri par l'accouchement, l'inconnu face à ce petit être qu'il faut découvrir. Malgré tout ça, nous baignons dans un océan de douceur, de joie, d'émerveillement. C'est peut-être un peu cliché. C'est pourtant comme ça que je m'en rappelle. J'ai bien conscience de la veine qui a été la mienne de connaître une telle période *post-partum*. D'autant plus que j'ai décidé d'allaiter ma fille. Donc par conséquent trois à quatre réveils nocturnes dans les pattes. Oui, nous étions fatigués. Très honnêtement, je reste assez fière de l'énergie que j'ai réussi à conserver. Vous savez à quoi je l'attribue.

Mon expérience n'a pas vocation à trouver un écho universel. Elle est juste mienne. Au moment où je suis tombée enceinte, j'étais déjà solidement enracinée, depuis plusieurs années, dans un mode alimentaire qui convenait parfaitement à mon organisme. Que je maîtrisais sur le bout des doigts. Cette période si spéciale dans la vie d'une femme exige de prendre des précautions. Ce n'est pas le moment de se lancer dans un tout nouveau régime. On ne décide pas de commencer une diète cétogène du jour au lendemain, sur un coup de tête. Les changements radicaux d'alimentation ne sont pas du tout recommandés pendant une grossesse. Je préfère le préciser, afin d'éviter toute confusion dans l'interprétation de mon récit. Ma grossesse s'est déroulée à merveille grâce au régime cétogène. Une alimentation qui nous a parfaitement convenu, à ma fille et moi-même.

Mi-janvier 2021, nous pouvons refaire nos valises et retourner à Dubaï. Partis à deux, nous rentrons à trois. Ce retour à la maison marque un nouveau départ, une nouvelle vie. Avec tout à réapprendre. Je retrouve mon refuge. Mes petits plaisirs culinaires aussi ! Mes gourmandises, dont j'ai été privée pendant ces si longues semaines. On trouve bien moins de produits keto en Corse qu'à Dubaï, c'est une évidence. À l'époque du moins, c'est heureusement en train de changer. Les valises sont tout juste posées. Je me précipite pour commander un bon gâteau keto. Au chocolat. J'en ai tant rêvé. J'estime l'avoir bien mérité.

⑤

Papa, l'arthrose et le sucre

MON PÈRE A TOUJOURS ÉTÉ, RESTE TOUJOURS, l'une de mes principales sources d'inspiration. Ses conseils, précieux, éclairés, ont façonné mon parcours de vie. À soixante-sept ans, il profite d'une retraite bien méritée. Retraite que l'on pourrait qualifiée de super active, tant il lui est impossible de rester tranquille. Il doit bouger, c'est ce qui l'anime, ce qui le rend heureux. Se dépenser, transpirer, multiplier les occupations. Le sport, de l'activité physique quotidienne et variée. Le programme de ses journées ferait pâlir d'envie et de complexes des personnes bien plus jeunes, censées être mieux affûtées ou plus endurantes. Bon nombre de quinquagénaires, quadragénaires, trentenaires même, seraient bien incapables de suivre son rythme. Aucun esprit de compétition pour autant, ce rythme effréné est simplement le gage de son bien-être. Si une raison quelconque le force à ralentir, vous pouvez le voir dépérir. À vue d'œil.

Lever le pied lui a pourtant été imposé, insidieusement, par une arthrose évolutive et handicapante. Mois après mois, années après années, ses douleurs ont érodé ses capacités de mouvement, ont grignoté par la même occasion son moral et sa joie de vivre. Ses traditionnelles longueurs en crawl ? Progressivement réduites à néant. Ses entraînements et matchs de tennis auxquels il tient tant ? Petit à petit tombés dans l'oubli. Je l'ai vu en souffrir, sans forcément s'en plaindre. Mais en souffrir suffisamment pour l'affecter profondément.

Mon papa a exercé pendant de nombreuses années en tant que médecin généraliste dans le village auvergnat de mon enfance. Scientifique pur et dur, il accorde son entière confiance à la médecine moderne. Celle qui lui a été enseignée sur les bancs de l'université, celle qu'il a pratiquée pendant plusieurs décennies avec passion et abnégation, celle sur laquelle il continue de s'instruire, régulièrement. Par curiosité, par intérêt profond. Nous parlons ici de l'*Evidence Based Medicine*, médecine fondée sur les faits. Pour creuser un sujet, une thématique, c'est dans la littérature scientifique qu'il se plonge. Sur les études, les recherches, les publications de référence dans la profession.

Cette rigueur cartésienne m'a été transmise telle un précieux héritage. De la même manière que son amour du tennis. C'est à lui que je dois ces deux qualités, fièrement choyées. Je devais avoir cinq ans tout juste quand s'est produit le coup de foudre pour ce sport qui deviendra mon quotidien, ma profession, une partie de moi. Sagement assise au bord des terrains improvisés sur le boulodrome du village, je le regardais jouer, le soir, face à ses amis. Mon régal après la sortie de l'école. Sa hargne, ses échanges passionnés, ont très certainement contribué à inscrire de manière indélébile le tennis dans mon cœur. La suite, vous la connaissez.

Mon père, je l'écoute. Même aujourd'hui, à quarante ans presque sonnés. Nous n'avions jamais abordé, lui et moi, la question de mon alimentation. Du moins, pas la diète cétogène. Mes parents m'ont toujours apporté un soutien indéfectible, me rendant visite quotidiennement à l'hôpital quand j'étais soignée pour mon anorexie, encourageant tous mes efforts pour me remettre sur pied. Depuis quelque temps, ils avaient bien constaté que j'allais mieux. Beaucoup mieux. Ils avaient retrouvé la Marion qu'ils connaissaient, leur Marion. Bien qu'ils ne me l'aient pas dit, je sais qu'ils s'en sont réjouis. Que leur cœur de parent en était soulagé. On n'arrête jamais de se faire du souci pour sa progéniture, même quand celle-ci vit loin du nid. La clé de ma santé retrouvée n'avait pas été évoquée, jusqu'au jour de ce malheureux rendez-vous bastiais. Mon mari et mon père m'y m'accompagnent.

Au cours de la discussion avec mon gynécologue, nous échangeons sur mon alimentation cétogène, avec la réponse que je vous ai déjà décrite. Les doutes du médecin face à moi sont appuyés par mon cher patriarche. « Alimentation cétogène » ? Il n'a jamais entendu ce terme. Il connaît la cétose, oui. Mais pas comme un état intentionnellement recherché, pas comme un mode de fonctionnement à part entière de l'organisme.

Papa a terminé ses études en 1984, l'année de ma naissance. Même s'il continue à s'intéresser à l'évolution des connaissances médicales, cette thématique a échappé à sa vigilance. Il soutient les recommandations de mon gynécologue, de revenir à une alimentation comprenant des glucides complexes durant les dernières semaines de ma grossesse. De réduire ma consommation de gras, surtout. C'est ce facteur-là qui l'inquiète le plus, de très loin. Il m'évoque les risques de cholestérol notamment. Je n'ai pas encore pu lui détailler suffisamment la diète keto. Il m'imagine consommer tous les jours des tonnes de bacon. Alors que c'est tout l'inverse. Seules sont approuvées les graisses protectrices de l'organisme. Nous viendrons à discuter de ce niveau de précisions plus tard.

Comme je vous l'ai expliqué plus haut, je concède de tester pendant un mois un retour à une alimentation classique. Avec les effets délétères déjà décrits. Après cette fameuse consultation, le chemin du retour est l'occasion d'approfondir un peu la question. Dans la voiture, papa a beaucoup d'interrogations. Il veut mieux comprendre comment je mange, comment je me sens également. Il a bien pu voir que mon état de santé, mes bilans et mes examens étaient excellents. Cependant, d'après lui cela ne semblait pas réellement coller avec un tel mode alimentaire. Il a pu voir aussi que sa future petite-fille grandissait bien. Sa curiosité est piquée au vif, mais il s'arrêtera là pour l'instant.

Deux semaines après le rendez-vous. J'entends dans sa voix au téléphone que ses convictions ont été ébranlées. Il m'a pourtant observée manger ses jolies portions de poisson grillé avec leur petit accompagnement de riz complet, ses beaux fruits frais… Rien qui ne puisse justifier que ma glycémie à jeun soit à ce point au plafond. Je comprends, à son ton, qu'il en est presque affolé. Je le rassure. Je sais comment revenir rapidement et facilement à mes habitudes cétogènes. Il reconnaît que c'est la meilleure solution, pour moi et pour ma fille.

Depuis ce jour, je sais qu'un vif intérêt est né en lui. Il ne me posera pas davantage de questions dans l'immédiat, mais commencera à se pencher méticuleusement sur ce point. En bon scientifique, il va vouloir comprendre les mécanismes, les tenants et les aboutissants. Il va vouloir vérifier ce que disent les études publiées, les experts qui travaillent sur le sujet. J'apprendrai, plus tard, qu'il ne s'attendait pas à en découvrir autant. Parmi toutes les publications sur cette *ketogenic diet*, un élément attire son attention. Les questions d'inflammation, le lien entre le sucre et les douleurs chroniques, les effets sur les troubles articulaires. Son talon d'Achille, sa kryptonite.

Mon père est un gourmand. Un vrai, un bec sucré. Comme moi. Un petit dessert en fin de repas, une petite glace devant la télévision le soir… La description « brute » de l'alimentation cétogène ne peut en aucun cas lui convenir. Dire adieu pour toujours à ces petites touches sucrées ? Ces petits plaisirs qui constellent sa journée ? Impossible ! Je corrige cette compréhension erronée de mon mode alimentaire. Je lui énumère tous les substituts et toutes les recettes dont on peut se délecter en keto. Ok, vu comme ça…

L'été 2021 marque un sérieux coup dur pour mon papa hyperactif. Il souffre trop de son épaule, il se résigne à abandonner ses longueurs adorées dans sa piscine. Il espace de plus en plus ses rendez-vous tant appréciés sur les courts de tennis. Jusqu'à capituler et ranger définitivement sa raquette. C'en est trop, l'électrochoc naît à ce moment-là. Il décide de tester mon alimentation keto. Après tout, il n'a rien à perdre et tout à gagner. Ses médicaments contre l'arthrose n'apportent plus aucun soulagement, les autres options, comme la kiné, ont été épuisées. Peut-être pourra-t-il trouver une solution alternative à laquelle ses médecins n'avaient pas pensé ? Je tente, autant que possible, de lui mâcher le travail. Je suis passée par là, autant lui faire profiter de mon expérience. Nous échangeons longuement sur les aliments autorisés et interdits, sur la fameuse *keto flu* à laquelle il doit se préparer, sur les sites internet où il pourra commander tous les produits keto qui lui feront plaisir, comme du pain, des préparations pour crêpes ou pancakes… Je glisse en passant quelques recettes à ma mère, excellente cuisinière, pour qu'elle propose des équivalents à ses repas traditionnels qui pourront être consommés aussi par mon père.

Il est prêt à opter pour un régime cétogène strict, sans même passer par la case *low carb* (ou « réduction des glucides »). Son confort de vie est trop impacté par ses douleurs articulaires. Psychologiquement très difficile. Intolérable. Je me retrouve tant dans cette manière de faire et de penser. Il va plonger à pieds joints dans cette nouvelle alimentation, à fond, sans concession. Tout moi. Le fruit n'est pas tombé bien loin de l'arbre.

Un mois seulement dans cette nouvelle aventure cétogène, le bilan n'aura pas tardé. Il est sans appel. Plus jamais il ne reviendra en arrière ! Ne montrez plus un grain de riz à mon père ! Ses douleurs se sont volatilisées. Sa mobilité articulaire est restaurée à son niveau de jeune premier. Il a retrouvé le rythme frénétique qui le rend heureux. Quelques détails de son programme hebdomadaire : de longues marches quotidiennes, avec son Jack Russel, ses longueurs, une fois la chaleur printanière revenue sur la Corse. Nager dans sa piscine ou nager dans la mer, mais nager tous les jours. Et son tennis, bien sûr. Trois à quatre fois par semaine sur les courts. Des entraînements, des matchs amicaux, même quelques tournois locaux. Pas mal tout ça, n'est-ce pas ? Sa forme générale s'est aussi nettement améliorée. Il a perdu du poids. Au niveau du ventre, là où les hommes stockent le plus souvent. Ces quelques kilos envolés lui ont fait retrouver son endurance, son souffle. Quant à sa principale préoccupation, son bilan lipidique ? Tout est parfait. Idéal même, pour un homme qui approche des soixante-dix ans. Son taux de cholestérol n'a jamais été aussi bon. De quoi le rassurer sur sa santé cardio-vasculaire.

Je rends visite à mes parents en Corse chaque été. Entre Wimbledon et l'US Open, c'est l'escale idéale. Une véritable oasis de fraîcheur en comparaison des 50 degrés qui règnent sur Dubaï à cette période de l'année. Ces retours aux sources resteront toute ma vie essentiels à mon épanouissement, à mon bien-être mental. Même si mon alimentation plaisir me manque quand je suis là-bas ! Il est bien plus délicat d'y suivre un régime keto que chez moi.

Lors d'une de mes visites, il y a deux ans environ, je me rends à la pharmacie du village. Deux-trois courses à y faire. J'y découvre une gamme de compléments alimentaires keto, de la marque Biocyte. Enfin, les choses avancent dans le domaine, je m'en réjouis. Je fais des recherches une fois rentrée à la maison. L'entreprise est basée à Mougins, dans le Sud de la France. Ni une, ni deux, je les appelle pour leur proposer de m'associer avec eux. J'ai tant à cœur de démocratiser ce mode alimentaire qui m'a sauvé la vie. Les compléments peuvent être un vrai coup de pouce pour débuter dans l'alimentation cétogène, pour apporter des acides gras permettant d'entrer plus rapidement en cétose, pour réduire la durée et l'intensité de la phase d'adaptation, pour aider à drainer l'excès d'eau. Un bon premier pas. Mais après ? Après, on veut tout simplement manger, sans se poser de questions, comme tout le monde. Sans restriction, sans frustration. Il faut aller plus loin, proposer des snacks compatibles avec cette diète, des produits que les gens aiment consommer, en version sans glucide. J'en ai fait ma mission. Que tout le monde, en se rendant au supermarché, puisse y trouver des options autres, différentes. Pour tous celles et ceux dont le métabolisme ne tolère pas les glucides. Pour celles et ceux qui souhaitent se désintoxiquer du sucre. Je suis loin d'être la seule dans ce cas.

Les effets du sucre ne sont pas assez connus, loin de là. J'ai évoqué le sujet récemment avec un compétiteur de MMA (Mixed Martial Arts - Arts martiaux mixtes), dans le cadre de mon émission Bartoli Time. Ce qu'il m'a confié m'a littéralement scotchée. Pendant ses périodes de sèche, où il tente de faire baisser son poids et de conserver au maximum ses muscles, il ne suit que le régime keto. Strict, à la lettre. Jusqu'au moment de la pesée, qui détermine dans quelle catégorie de poids il va concourir, la veille du combat. Et là, pour reprendre rapidement du poids, avoir plus d'impact dans ses coups, il repasse à un régime classique à base de glucides. Avec un effet instantané puisqu'il confesse prendre neuf kilos en vingt-quatre heures. Neuf kilos ! Vous avez bien lu. Un stockage massif d'eau dans les tissus, tout ça lié au sucre.

Au-delà de ses conséquences universelles, comme la tendance à favoriser la rétention d'eau et les inflammations, nous ne sommes pas tous égaux face à ce nutriment. Il peut ne poser aucun problème, ni au niveau de la prise de poids, ni au niveau de l'énergie, ni ailleurs. Tout comme il peut causer les dégâts dont j'ai malheureusement fait les frais. L'essentiel est toujours de trouver ce qui nous convient, à chacun, individuellement, même si cela va à l'encontre de la pensée universelle. Tous les modes alimentaires peuvent cohabiter, tant que tout le monde y trouve son compte.

Pour preuve, je vous invite à dîner chez les Bartoli. La dernière réunion familiale date du 16 février 2024, pour l'anniversaire du patriarche. Mon mari, ma fille et moi avons fait le voyage depuis Dubaï, pour une petite semaine revitalisante en Corse. Mon frère, sa femme et ses enfants ont fait la route depuis Calvi. Nous voilà tous réunis à l'Île-Rousse. Papa célèbre ses soixante-sept ans entouré des siens, l'occasion d'un repas de fête digne de ce nom. Chez les Bartoli, vous ne trouverez que des épicuriens. À quoi ressemble la table ? À un joli *melting-pot*. Pour mon père et moi, ça sera une cuisse de poulet rôti avec des légumes verts, des épinards à la crème ou nos galettes fétiches de courgette-mozzarella. Le menu de mon frère s'en approche, il mange *low carb*. Sans aller jusqu'à un régime cétogène complet, il a pris l'habitude de manger beaucoup moins de glucides. Il s'autorisera un peu de pain brun en bonus. Et puis vous aurez l'autre extrême, composé de ma mère, ma belle-sœur, mon mari. Rien de keto dans leur manière de manger, le poulet sera accompagné de frites. Pour ceux qui ne le savent pas, mon mari est Belge, il faut donc faire honneur aux traditions.

Le gâteau mettra tout le monde d'accord. L'homme du jour a droit à son dessert préféré : son gâteau au chocolat keto. Nous l'avons préparé avec amour dans l'après-midi. Le rituel des bougies, obligatoire. Puis chacun déguste sa part. Les enfants compris. Comme quoi, les recettes « sucrées » sans sucre plaisent à tous les palais. Surtout les plus gourmands !

⑥

Cahier pratique

L'alimentation cétogène en bref

Les renseignements contenus dans ce livre sont donnés à titre informatif. Ils ne sont pas destinés à remplacer un avis médical ou une prescription et ne doivent pas être utilisés pour diagnostiquer ou traiter un problème de santé. Toutes les questions concernant votre santé requièrent une supervision médicale. Les auteurs et l'éditeur déclinent toute responsabilité en cas d'événement dommageable qui pourrait être lié à l'utilisation des informations contenues dans ce livre.

Petit lexique pour bien démarrer

Alimentation cétogène (*ketogenic diet* en anglais, ou « keto » en abrégé)
C'est un mode alimentaire qui vise à placer l'organisme en situation de cétose *(voir définition ci-dessous)*. Il repose sur des apports très faibles en glucides (on parle aussi couramment de sucres simples et complexes) et des apports relativement importants en lipides, c'est-à-dire en matières grasses. La part des protéines dans l'alimentation reste à peu près équivalente à celle d'une alimentation classique.

Cétose
C'est un état métabolique particulier durant lequel le corps produit des cétones à partir des graisses. Ces cétones, ou corps cétoniques, sont fabriquées par le foie à partir des graisses alimentaires et corporelles, et sont utilisées comme source d'énergie alternative en l'absence de glucose disponible.

Glucides

Communément appelés sucres, les glucides sont les principaux macronutriments qui composent les menus d'une alimentation classique. Ils apportent de l'énergie immédiatement disponible à l'organisme, au cerveau et aux muscles entre autres. Parmi ces sucres, on distingue :

- **les sucres rapides : ils sont rapidement digérés**, et induisent un pic de glycémie (taux de glucose dans le sang) important et quasi instantanément après ingestion. Il s'agit du sucre de table (blanc ou raffiné), de la confiture, des sodas mais aussi de tous les aliments ultra-transformés à base de farine blanche (pain blanc, pain de mie, biscottes, pâtes blanches, etc.) ;
- **les sucres lents : ils sont digérés lentement.** Leur index glycémique est plus bas que celui du sucre de table, ce qui signifie que le pic de glycémie est moins marqué après ingestion. Il s'agit des pâtes complètes, du riz complet, du pain complet au levain, des légumineuses, du quinoa…

Dans une diète cétogène, ces deux types de glucides doivent être réduits !

Lipides

Macronutriments que l'on qualifie souvent de « gras » ou de « matières grasses ». Tous ne sont pas logés à la même enseigne. On les classe en deux grandes catégories :

- **les acides gras saturés.** Essentiellement présents dans les produits d'origine animale comme les viandes, le beurre, la crème fraîche, les fromages… mais on en trouve aussi dans certaines huiles végétales comme l'huile de palme. Consommés en excès, ils tendent à élever le taux de cholestérol dans le sang. On les consomme donc de manière raisonnée, en keto comme dans tout autre mode alimentaire.
- **les acides gras insaturés.** Nos vrais alliés santé ! C'est vers eux que l'on va se tourner en diète cétogène pour augmenter les apports en matières grasses. Vous avez peut-être déjà entendu les nutritionnistes faire la distinction entre acides gras « mono-insaturés » et acides gras « poly-insaturés » ? Les premiers correspondent aux oméga-9, les seconds aux oméga-3 et aux oméga-6. Si les oméga-9 sont neutres vis-à-vis du risque cardiovasculaire, les oméga-3 et les oméga-6, eux, sont protecteurs. Nous avons besoin des trois pour notre santé.

Vous pouvez retrouver ces acides gras insaturés dans *(liste non exhaustive)* :

- le saumon et autres poissons gras (thon, maquereau, sardines, anchois…) ;
- les amandes ;
- les noix de cajou ;
- les noix de macadamia ;
- les noisettes ;
- les cacahuètes ;
- l'avocat ;
- l'huile de lin ;
- l'huile de chanvre ;
- l'huile d'olive ;
- l'huile de tournesol ;
- l'huile de pépins de raisin ;
- l'huile de coco ;
- l'huile MCT (voir définition dans la partie « Mes indispensables du placard » p. 145) ;
- les graines de tournesol ;
- les graines de sésame ;
- les graines de chia.

Pour que les acides gras ne soient pas altérés par la chaleur et soient bien assimilés par l'organisme, veillez à ajouter

les huiles froides sur vos préparations après cuisson de préférence. De plus, si vous utilisez de l'huile d'olive pour poêler des légumes, celle-ci ne suffit pas à couvrir les apports en lipides nécessaires pour être en cétose. Il faudra verser une cuillère à soupe supplémentaire sur vos légumes après cuisson.
Il existe une troisième catégorie de graisses alimentaires présentes dans notre alimentation : **les acides gras « trans » ou graisses hydrogénées**. Modifiées chimiquement pour être incorporées dans les produits industriels et améliorer leur conservation, elles sont associées à un risque accru de maladies cardio-vasculaires. Elles doivent donc être évitées pendant une diète cétogène. Pour ce faire, il suffit d'éviter la plupart des aliments ultra-transformés.

GRIPPE CÉTOGÈNE (ou *keto flu* en anglais)
Elle correspond à la phase d'adaptation de l'organisme, lorsqu'il vide ses réserves de glucose avant de passer durablement en cétose. Cette période débute dès le démarrage de votre régime cétogène (quand celui-ci est assez strict, avec une réduction suffisante des glucides) et peut durer entre une et deux semaines.

L'appellation « grippe » découle des symptômes associés à cette phase pas toujours évidente à supporter. Vous pourrez observer :

– une fatigue extrême, voire une sensation de léthargie ;
– une sécheresse buccale, souvent associée à une mauvaise haleine ;
– des troubles digestifs comme des nausées, des ballonnements, une constipation ou des diarrhées ;
– des maux de tête ;
– des difficultés à vous concentrer, l'impression d'avoir l'esprit embrouillé ;
– des crampes musculaires ;
– une sensation de soif importante ;
– des éruptions cutanées.

Ces symptômes sont transitoires. Une fois que le corps est habitué à la cétose, tous disparaissent. Il est possible d'atténuer la grippe céto et d'aider le corps à passer plus vite en cétose grâce à des compléments alimentaires ciblés. Veillez également à bien vous hydrater, tout particulièrement pendant ces premiers jours de régime cétogène.

Le keto très simplifié

Pour bien visualiser à quoi correspond l'alimentation cétogène, imaginez la fameuse pyramide alimentaire « classique » totalement inversée (voir figures page suivante). Globalement, les apports en macronutriments se répartissent ainsi :

Régime non keto :

– protéines : elles doivent représenter 10 à 15 % des apports nutritionnels (calories) recommandés par jour ;
– lipides : 25 à 30 % des calories ;
– glucides : 50 à 60 % des calories.

Régime keto :

– glucides : 5 à 10 % des calories ;
– protéines : 20 à 30 % des calories ;
– lipides : 60 à 75 % des calories

Attention, nous raisonnons ici en calories et non en poids. Dans une assiette keto, il n'y a pas 60 % de gras. En quantité, cela représente beaucoup moins car un gramme de lipides apporte 9 calories, tandis qu'un gramme de glucides ou de protéines en apporte seulement 4. Par conséquent, en pratique, il n'est pas utile d'ajouter de grandes quantités de graisses dans son assiette. Et n'oubliez pas, ce gras, votre corps va le brûler pour en tirer de l'énergie, il ne va pas le mettre en réserve.

L'équilibre alimentaire

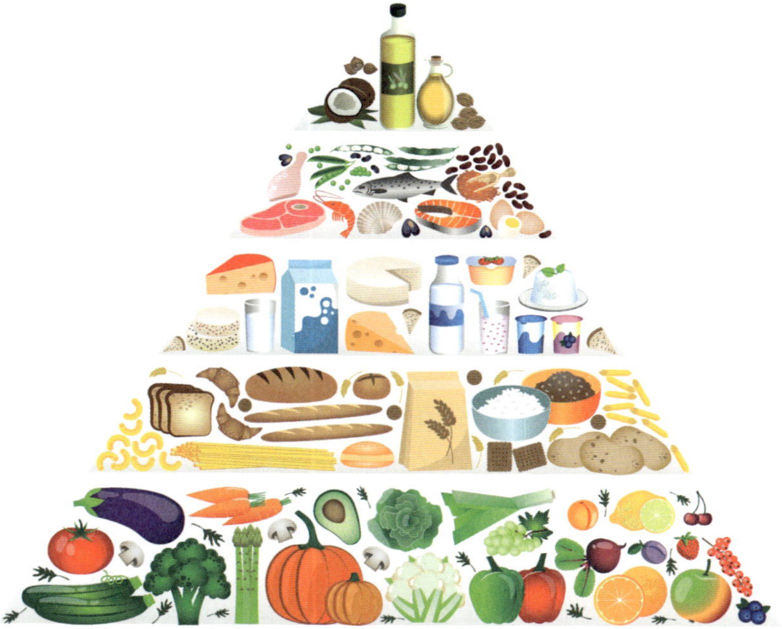

Pyramide alimentaire Keto

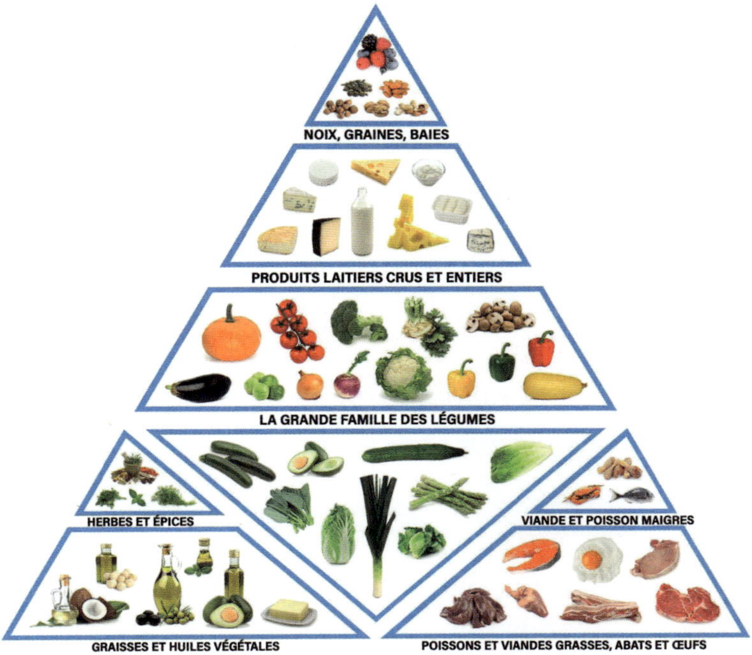

Pour passer à une alimentation cétogène, il faut surveiller avant tout les glucides. Pour schématiser, on peut envisager trois phases :

1. La phase initiale, le « top départ » pour rentrer en cétose : avec **moins de 25 grammes de glucides** quotidiens autorisés. Cette étape dure en moyenne une à deux semaines. Attention, on arrive très vite à 25 g de glucides !

Pendant cette courte phase d'adaptation, il faudra veiller à rester strict dans la composition de vos menus (piocher uniquement dans les fruits et légumes les moins riches en glucides dans la liste que je vous propose p. 133).

Voici un exemple de menu qui vous garantit de rester sur la bonne voie :

- 1 portion de protéines (1 cuisse de poulet ou 1 filet de poulet ou 1 steak ou 1 filet de poisson, etc.) ;
- 200 g de légumes verts cuits ou de la salade verte ;
- 2 portions de lipides (par exemple 1 cuillère à soupe d'huile d'olive + 30 g de fromage ou 1 poignée d'oléagineux).

2. La phase de croisière : entre 25 et 50 grammes de glucides permis au quotidien. On peut élargir l'éventail des fruits et des légumes ! Les légumes verts peuvent être consommés à volonté, et on peut s'autoriser des portions de 100 g de fruits rouges par jour (myrtilles, mûres, framboises, fraises, toutes les baies).

3. Les jours « extras » sont ceux où vous avez une activité physique soutenue. Dans ce cas, on peut aller **jusqu'à 75 grammes de glucides par jour**.

Pour moi, c'est le cas les jours où j'enfile ma casquette de coach sur les terrains de tennis. Je vais servir pendant des heures pour que les jeunes que j'entraîne travaillent sur leur réception de balle. Après s'être bien dépensés, on l'a bien mérité : on peut s'autoriser des légumes plus sucrés, comme la carotte ou la betterave ainsi que deux portions de 100 g de fruits dans la journée.

Évidemment, vous pouvez agrémenter vos menus avec des substituts spéciaux adaptés au régime cétogène : pains, gâteaux, tout ce qui vous fait plaisir. Leur composition garantit des apports très faibles en glucides, vous permettant de rester facilement en cétose.

Le keto est-il fait pour vous ?

Vous vous posez la question : « Et moi ? Est-ce que le régime cétogène est ce qu'il me faudrait ? » D'après ma propre expérience, j'ai listé quelques situations qui pourraient indiquer que votre organisme se porterait mieux en cétose. Vous vous reconnaissez dans l'une d'elles ? Dans plusieurs ? Dans toutes ? Pourquoi ne pas tenter une diète cétogène pour voir si vous vous sentez mieux ?

1. Vous prenez du poids facilement. Sans raison apparente, c'est-à-dire sans excès alimentaires, en respectant les recommandations nutritionnelles habituelles et en pratiquant une activité physique régulière. Bien sûr, il faut d'abord éliminer les causes les plus fréquentes de surpoids avant de blâmer les glucides ! S'il n'y a pas de cause médicale identifiée, il est possible que réduire les sucres vous aide à lutter contre cette prise de poids inexpliquée.

2. Vous vous sentez fatigué après les repas. Cette fatigue peut persister même longtemps après pour les personnes les plus intolérantes au sucre, comme moi. Mais le signal le plus marquant d'une difficulté à digérer les glucides, c'est le coup de barre après avoir mangé.

Parfois, une sieste plus ou moins longue s'impose, tellement on est terrassé. Ces coups de pompe sont particulièrement prononcés après un repas riche en glucides, comme des pâtes ou du riz, par exemple.

3. Vous êtes facilement ballonné. Le ventre qui gonfle, le bouton du pantalon qu'il faut détacher tellement on se sent serré, les gaz aussi, dont on se passerait bien… Ces ballonnements apparaissent particulièrement après un repas riche en glucides ? C'est peut-être bien le signe que vous ne les digérez pas correctement.

4. Vous faites de la rétention d'eau. Une autre conséquence très fréquente de la consommation de sucre est l'excès d'eau retenue dans les tissus. Jambes en poteaux, élastiques des chaussettes qui marquent les mollets ou les chevilles… Vous avez sûrement de l'eau à éliminer. Une alimentation cétogène pourrait vous aider à vous sentir beaucoup plus léger.

5. Vous avez des problèmes de peau. Quelques boutons qui sortent, par-ci par-là, en continu ? Cela ne correspond plus vraiment à votre âge, l'acné devrait être un problème réglé depuis belle lurette. Sachez que les inflammations cutanées avec éruptions diverses et variées peuvent parfois être causées par le sucre !

6. Vous souffrez d'inflammations et de douleurs articulaires. Vous faites tout pour soigner cette fichue articulation qui vous fait tant souffrir. Séances de kinésithérapie, anti-inflammatoires, repos, attelles, rien n'y fait ! Le sucre est très pro-inflammatoire. Les soucis d'inflammation chronique peuvent être nettement améliorés (voire disparaître pour les plus chanceux !) en adoptant une alimentation cétogène.

7. Vous n'arrivez pas à perdre du poids. Et ce, malgré des efforts démesurés. Vous avez tout essayé, tenté les régimes les plus drastiques, vous êtes astreint à des restrictions colossales, à des séances de sport à n'en plus finir. Pour rien. Cessez tout de suite de martyriser votre organisme ! Visiblement, pour vous, la solution ne se trouve pas dans un régime, plutôt dans un mode alimentaire différent, qui conviendra mieux à votre corps.

8. Vous avez la sensation d'avoir tout le temps faim. Vous avez du mal à être rassasié pendant les repas ? Vous ressentez des fringales quelques heures à peine après avoir mangé ? La faim vous tiraille et vous réveille même la nuit ? Cela n'est pas normal, vos besoins ne sont pas comblés. Il serait peut-être intéressant d'apporter à votre organisme des macronutriments différents.

Avant d'adopter une alimentation cétogène, assurez-vous qu'il n'existe pas une raison médicale qui pourrait expliquer ces problèmes de santé, et qu'il faudrait bien évidemment traiter !

Quelques faux amis du régime cétogène

Quand on débute dans une nouvelle alimentation, on peut facilement tomber dans des « pièges ». On pense bien faire et… loupé ! L'erreur fatale qui fait sortir de la cétose. Je ne pourrai pas vous éviter tous les faux pas, si vous décidez d'adopter une diète cétogène, mais je peux tout de même vous éviter ceux que j'ai expérimentés.

– **Les yaourts au lait de vache.** En termes de glucides, attention, le compteur peut très vite monter. Sur l'étiquette, dans le tableau nutritionnel, ne regardez pas le chiffre associé à « sucre », mais celui au-dessus, associé à « glucides ». Environ 4,5 ou 5 grammes pour un petit pot. Si votre quota de glucides autorisés est plafonné à 25, celui-ci risque d'être très rapidement atteint !

Mon conseil: optez pour les desserts végétaux, version nature. Soja, amande, coco… Selon vos préférences. Ils contiennent ZÉRO gramme de glucides ! Vous pouvez donc réserver vos glucides pour d'autres éléments de vos repas, comme les légumes ou les fruits…

– **Le format « pot familial » pour les desserts laitiers.** Cela inclut aussi bien les yaourts que les fromages blancs. Ils sont très pratiques, j'en conviens. Leur inconvénient: qui se sert réellement la portion recommandée de 100 grammes en piochant à la cuillère dans ces gros pots? Notez que les teneurs indiquées en glucides correspondent à cette petite quantité très précise. Dans la vraie vie, on se sert facilement, sans s'en rendre compte, 200 grammes dans notre petit bol. D'où ce calcul rapide: 5 g de glucides aux 100 g, multipliés par deux... Vous avez quasiment atteint la moitié de votre quota quotidien.

Mon conseil : facilitez-vous la vie (et les calculs!), en optant pour les formats en pots individuels. Les quantités étant déjà prédéterminées, c'est plus simple pour tenir les comptes des glucides consommés.

– **Le vinaigre balsamique.** Un grand chouchou de la cuisine méditerranéenne. On l'adore dans les salades. On en fait même des réductions pour agrémenter nombre de plats. Normal, cela tient à son petit goût acidulé et à sa très forte teneur en sucre : 25,8 g de glucides en moyenne pour 100 g[4]. Incompatible avec un régime cétogène.

Mon conseil : il existe tant d'autres vinaigres à découvrir, tout aussi délicieux. Avec quasiment aucun glucide!

---

4. Source : table de composition nutritionnelle des aliments Ciqual / Anses.

Le vinaigre de cidre, le vinaigre de vin blanc, le vinaigre de vin rouge par exemple.

– **Les barres protéinées.** Elles jouent beaucoup sur le côté « snack healthy », grâce à leur apport intéressant en protéines rassasiantes pour caler les petits creux, et affichent souvent des mentions « sans sucre ». C'est dans ce piège-là qu'il ne faut pas tomber ! « Sans sucre » ne signifie pas « sans glucides ». On peut éviter le sucre blanc dans la recette et la charger en céréales.

Mon conseil : pas le choix, il faut retourner systématiquement le paquet pour lire la composition et vérifier la teneur en glucides avant d'acheter.

– **La charcuterie.** A priori, plutôt des protéines et des lipides. Erreur ! Des glucides aussi ! Vous pouvez très facilement sortir de l'état de cétose avec un plateau de charcuteries. D'autant plus avec certaines marques peu scrupuleuses qui ajoutent inutilement du sucre dans leurs produits carnés transformés.

Mon conseil : avez-vous pensé aux poissons fumés pour vos apéritifs ? Meilleure composition, meilleurs lipides, moins de glucides, ils ont tout bon.

Liste courante des aliments keto

🟢 < 1 g de glucides par portion (à consommer en priorité)

🟠 < 5 g de glucides par portion (à consommer avec modération)

🔴 < 10 g de glucides par portion (à consommer occasionnellement)

🔵 Vérifier la présence de sucres ajoutés/additifs.

Le nombre de glucides varie d'une marque à l'autre

Légumes verts

	Aliments	**Taille de la portion**	**Glucides**
🟢	Brocoli-rave	40 g	0
🟢	Endive	50 g	0,1
🟢	Choux	33 g	0,1
🟢	Cresson	34 g	0,2
🟢	Feuilles de betteraves	38 g	0,2
🟢	Roquette	20 g	0,4
🟢	Épinards	30 g	0,4
🟢	Laitue	42 g	0,5
🟢	Piments Jalapeño	14 g	0,5
🟢	Laitue pommée	55 g	0,6
🟢	Laitue romaine	47 g	0,6
🟢	Feuilles de moutarde	56 g	0,8
🟢	Pak-choï	70 g	0,8
🟢	Bette à carde	36 g	0,8
🟢	Ail	3 g	0,9
🟢	Piments	1,4 g	1
🟠	Laitue iceberg	57 g	1,2

●	Céleri	101 g	1,4
●	Échalote	10 g	1,4
●	Concombre	52 g	1,6
●	Poivron poblano	1 poivron	1,9
●	Cornichon	135 g	1,9
●	Nouille de varech	113 g	2
●	Radis	116 g	2
●	Champignons	86 g	2,2
●	Aubergine	82 g	2,3
●	Asperge	134 g	2,4
●	Courgette	113 g	2,4
●	Courge jaune	113 g	2,6
●	Chou pommé	89 g	3
●	Chou-fleur	107 g	3,2
●	Rhubarbe	122 g	3,3
●	Chou frisé	67 g	3,4
●	Poivrons	92 g	3,6
●	Brocoli	91 g	3,6
●	Fenouil	87 g	3,7
●	Feuilles de chou vert	256 g	3,9
●	Haricots verts	100 g	4,3
●	Gombo	100 g	4,3
●	Oignons	58 g	4,3
●	Pousses de bambou	151 g	4,6
●	Choux de Bruxelles	88 g	4,6
●	Oignons verts	100 g	4,7
● ●	Nouilles Shirataki	1 tasse	4,7

●	Pois gourmand	98 g	4,9
●	Jicama (pois patate)	130 g	5,1
●	Artichaut	84 g	5,2
●	Poireau	45 g	5,5
●	Courge spaghetti	101 g	5,5
●	Céleri-rave	78 g	5,8
●	Navets	130 g	6,1
●	Citrouilles	116 g	6,9
●	Rutabaga	140 g	8,9

Graisses

	Aliments	**Taille de la portion**	**Glucides**
●	Huile d'avocat	14 g	0
●	Beurre	14 g	0
●	Beurre de cacao	14 g	0
●	Huile de coco	14 g	0
●	Beurre clarifié (Ghee)	14 g	0
●	Saindoux, autres graisses animales	14 g	0
●	Huile MCT	14 g	0
●	Huile d'olive	14 g	0
●	Autres huiles de noix et de graines	14 g	0

Viande, volaille et fruits de mer

	Aliments	Taille de la portion	Glucides
●	Bœuf – haché, steak, rôti, veau	150 g	0
●	Agneau – haché, côtelettes, etc.	150 g	0
● ●	Bacon & saucisses	150 g	0
●	Porc – haché, côtelettes, longe, jambon, etc.	150 g	0
●	Volaille – poulet, dinde, canard, caille, etc.	150 g	0
●	Viandes de gibier – bison, chevreuil, etc.	150 g	0
●	Poissons – morue, limande, flétan, mahi-mahi, saumon, sardines, bar, thon, truite, etc.	150 g	0
●	Foie, autres abats	150 g	0 – 0,5
● ●	Charcuterie	150 g	0 – 1
●	Mollusques et crustacés – palourdes, crabes, homards, moules, huîtres, coquilles Saint-Jacques, crevettes, calamars, etc.	150 g	0 – 2

Produits laitiers et œufs

	Aliments	Taille de la portion	Glucides
🟢	Œufs	56 g	0
🟢	Fromages, toutes sortes (à pâte molle et à pâte dure)	28 g	0 – 15
🟢	Crème épaisse	15 g	0,4
🟢	Mascarpone	28 g	0,6
🟢	Crème fraîche épaisse	12 g	0,6
🔵 🟢	Crème fraîche	15 g	0,7
🔵 🟢	Fromage à la crème	14,5 g	0,8
🔵 🟢	Crème de coco	15 g	1,7
🔵 🟢	Ricotta au lait entier	62 g	3,7
🔵 🟢	Yaourt grec au lait entier	100 g	4
🔵 🟢	Fromage blanc au lait entier	105 g	7,1

Farine et pâtisserie

	Aliments	Taille de la portion	Glucides
● (vert)	Farine de graines de lin (nature ou dorée)	11 g	0
● (vert)	Gélatine	7 g	0
● (vert)	Glucomannane	2 g	0
● (bleu) ● (vert)	Protéines en poudre (lactosérum, collagène, etc.), non sucrées	– 30 g	0
● (vert)	Couennes de porc	14 g	0
● (bleu) ● (vert)	Poudre de psyllium	4 g	0
● (vert)	Gomme xanthane	0,7 g	0
● (bleu) ● (vert)	Extraits purs (vanille, fruits)	4,2 g	0,1
● (orange)	Cacao/poudre de cacao	5,4 g	1,1
● (orange)	Farine de noisettes	28 g	2
● (orange)	Farine de cacahuètes	15 g	2,8
● (orange)	Farine de noix de macadamia	28 g	2,9
● (bleu) ● (orange)	Chocolat, non sucré ou avec édulcorants répertoriés	29 g	2,9 – 3,4
● (orange)	Farine d'amande	28 g	3
● (orange)	Farine de noix de coco	14 g	4
● (orange)	Farine de graines de tournesol	28 g	4

Herbes et épices

	Aliments	Taille de la portion	Glucides
●	Basilic	5,3 g	0
●	Cumin, moulu	2,8 g	0
●	Curry en poudre	2 g	0
●	Poivre rouge, écrasé	2 g	0
●	Sel (de mer, de l'Himalaya, etc.)	6 g	0
●	Ciboulette	3 g	0,1
●	Coriandre	1 g	0,1
●	Aneth	0,6 g	0,1
●	Menthe	1,6 g	0,1
●	Persil	3,8 g	0,1
●	Sauge	0,7 g	0,1
●	Marjolaine	0,6 g	0,2
●	Romarin	1,7 g	0,2
●	Poivre de Cayenne	0,5 g	0,2
●	Estragon	0,6 g	0,3
●	Thym	2,4 g	0,3
●	Feuilles de laurier	0,6 g	0,3
●	Origan	3 g	0,3
●	Moutarde moulue	2 g	0,4

●	Sarriette	1,4 g	0,4
●	Paprika (doux ou fumé)	2,3 g	0,4
●	Graines de céleri	2 g	0,6
●	Noix de muscade moulue	2,2 g	0,6
●	Cannelle moulue	2,6 g	0,7
●	Clou de girofle moulu	2,1 g	0,7
●	Graines de fenouil	5,8 g	0,7
●	Cardamome	2 g	0,8
●	Poivre noir	2,3 g	0,9
●	Piment de la Jamaïque moulu	1,9 g	1
●	Gingembre moulu	1,8 g	1
●	Poudre de chili	8 g	1,2
●	Curcuma	3 g	1,3
● ●	Oignon en poudre	2,4 g	1,5
●	Crème de tartre	3 g	1,8
●	Ail en poudre	3,1 g	2

Condiments

	Aliments	**Taille de la portion**	**Glucides**
●	Vinaigre – blanc, de cidre	15 ml	0
● ●	Mayonnaise	13.8 g	0,1

● ●	Moutarde	5 g	0,1
● ●	Raifort	5,6 g	0,5
● ●	Sauce chimichurri	1 c. à s.	1
● ●	Sauce piquante	6,5 g	1,2
● ●	Sauce salsa	36 g	1,7
● ●	Vinaigrettes crémeuses	– 30 g	0 – 2
●	Jus de citron jaune, vert	31 g	2 – 2,5
●	Vinaigre balsamique	16 g	2,7
● ●	Sauce pesto	61 g	2,8
● ●	Vinaigrettes, huile ou vinaigrette	– 30 g	2 – 3
●	Aminos de noix de coco	15 ml	6
● ●	Sauce marinara	132 g	7,4

Édulcorants

	Aliments	**Taille de la portion**	**Glucides**
●	Allulose	15 ml	0
●	Racine de chicorée	45 g	0
●	Érythritol	4 g	0
● ●	Fruit du moine	2,3 g	0
● ●	Stévia	4 g	0
●	Xylitol	4 g	0

Boissons

	Aliments	Taille de la portion	Glucides
● (vert)	Bouillon – poulet, bœuf, os	241 g	0
● (bleu) ● (vert)	Alcool fort	27,8 g	0
● (bleu) ● (vert)	Thé	240 ml	0
● (vert)	Eau	240 ml	0
● (vert)	Café	240 ml	0,5
● (bleu) ● (vert)	Lait de coco, en brique, non sucré	240 ml	1
● (bleu) ● (orange)	Boisson végétale à l'amande, non sucrée	240 ml	1,5
● (orange)	Bouillon – végétal	211 g	2
● (bleu) ● (orange)	Lait de coco en boîte, non sucré	113 g	3,2
● (bleu) ● (orange)	Vin, rouge ou blanc, sec	147 g	3,1 – 3,7

Noix et graines

	Aliments	Taille de la portion	Glucides
● (vert)	Graines de lin	20 g	0,4
● (vert)	Graines de pavot	10 g	0,8
● (vert)	Les noix de pécan	25 g	1
● (vert)	Graines de sésame	9 g	1

🟠	Graines de tournesol	11,5 g	1,3
🟠	Noix du Brésil	33 g	1,4
🟠	Graines de chanvre	30 g	1,4
🟠	Graines de citrouille	32 g	1,6
🟠	Noix de macadamia	33 g	1,7
🟠	Noix de Grenoble	30 g	2
🟠	Graines de chia	28 g	2,1
🟠	Noisettes	34 g	2,3
🔵 🟠	Beurre d'amande	32 g	2,7
🟠	Cacahuètes	36 g	2,8
🟠	Amandes	28 g	3
🟠	Flocons de noix de coco	22 g	3
🔵 🟠	Autres beurres de noix – noisette, macadamia, noix de pécan, noix, etc.	– 32 g	0,5 – 3
🟠	Pignons de pin	34 g	3,2
🔵 🟠	Beurre de cacahuète	32 g	4
🟠	Pistaches	31 g	5
🔵 🟠	Beurre de graines de tournesol	32 g	5,7

Fruits

	Aliments	Taille de la portion	Glucides
	Avocats	100 g	1,8
	Olives	87 g	2,2
	Noix de coco fraîches	40 g	2,5
	Mûres	72 g	3,1
	Framboises	61 g	3,3
	Fraises	76 g	4,3
	Airelles	55 g	4,6
	Tomates	180 g	4,8
	Citrons verts	67 g	5,2
	Groseilles	56 g	5,3
	Citrons jaunes	58 g	5,4
	Melon d'eau	76 g	5,5
	Myrtilles	74 g	8,9

Mes 5 indispensables du placard

En complément des courses « classiques », je vous liste ici les produits dont je me sers tous les jours et qui vont vous faciliter la vie.

L'huile MCT : il s'agit d'une huile végétale fabriquée à partir d'huile de coco ou d'huile de palmiste. Elle n'a aucun goût, peut donc être rajoutée partout sans dénaturer les aliments. J'en verse quelques gouttes dans mon café du matin pour en faire un « café gras ». Les lettres « MCT » sont l'abréviation de *Medium-Chain Triglycerides* (triglycérides à chaînes moyennes en français), des acides gras très intéressants pour l'organisme, sources d'énergie cétogène.

La stévia : pour satisfaire les palais qui adorent le goût sucré, sans apporter aucun sucre. Cet édulcorant naturel provient d'une plante originaire d'Amérique du Sud. Je la préfère en poudre (elle existe aussi en format liquide) pour « sucrer » mes desserts, mes gâteaux… Il existe d'autres alternatives au sucre, compatibles avec un régime keto : l'érythritol ou encore le *monk fruit* (ou fruit du moine). C'est selon les goûts et les préférences de chacun.

La gomme xanthane : il s'agit d'un épaississant naturel qui se présente sous forme de fine poudre. Elle apporte de la consistance aux sauces, desserts, crèmes, en remplacement de la farine de blé ou de la maïzena. Son goût est neutre et elle ne contient aucun glucide!

Les protéines en poudre: en version non sucrée, évidemment. Une cuillère à soupe rajoutée dans un smoothie et vous arrivez ainsi à attendre plus facilement les quantités quotidiennes recommandées de protéines. Intéressantes aussi pour favoriser la satiété et pour le fonctionnement musculaire, si vous faites pas mal de sport.

La farine d'amande: vous connaissez sûrement la poudre d'amande, peut-être un peu moins la version «farine». Toutes deux sont dérivées du même aliment, mais vous constaterez que la consistance et la taille des grains ne sont pas les mêmes. La poudre d'amande est plus grossière, avec une couleur plus foncée. La farine est plus fine et uniforme. Elle ressemble davantage à la farine de blé et assure une texture similaire dans les préparations culinaires.

Mes inspirations keto

– **Pour faire mes courses :** www.allmyketo.com

Selon moi, le meilleur marché en ligne keto de France. On y trouve TOUT ! Des substituts tout prêts (comme ma pâte à tartiner préférée) jusqu'aux huiles, aux compléments alimentaires…

– **Pour des recettes gourmandes :** @monsieur_keto et @amandaabagima_nutrition sur Instagram

Les comptes de Geoffrey Cornet et d'Amanda Abagima regorgent de recettes toutes aussi appétissantes les unes que les autres. Faciles, accessibles, pour varier les plaisirs et ne jamais tomber dans l'ennui ou la frustration.

– **Pour des conseils nutritionnels personnalisés :** @magali_walkowicz sur Instagram

Magali Walkowicz est diététicienne-nutritionniste, spécialiste française des alimentations réduites en glucides. Son compte propose de nombreux conseils pour allier keto et parfaite santé.

Tous trois sont auteurs de livres chez Thierry Souccar éditions que je vous recommande (voir pages 182-183).

⑦

Mes recettes préférées

Smoothie green detox
ultra crémeux

Pour démarrer une journée chargée avec un max d'énergie.

Pour **1 smoothie** | Préparation : **10 min**

• Quelques feuilles de chou kale • Quelques feuilles de menthe fraîche • 1 avocat (le secret de l'onctuosité) • ½ fenouil • ¼ de concombre • 1 c. à s. de protéines en poudre à la vanille ou goût neutre (au choix) • 200 ml de boisson végétale à l'amande non sucrée • 1 c. à s. de purée d'amande (pour les bonnes graisses) • Le jus d'un citron (pour la vitamine C) • 2 sachets de stévia ou 2 g de stévia en poudre

Mixez tous les ingrédients quelques minutes dans un blender, avec quelques glaçons ou non, selon si vous préférez votre smoothie à température ambiante ou bien froid.

À déguster immédiatement !

Remarque : *je l'emporte dans un mug isotherme quand je suis vraiment trop pressée pour déjeuner le matin.*

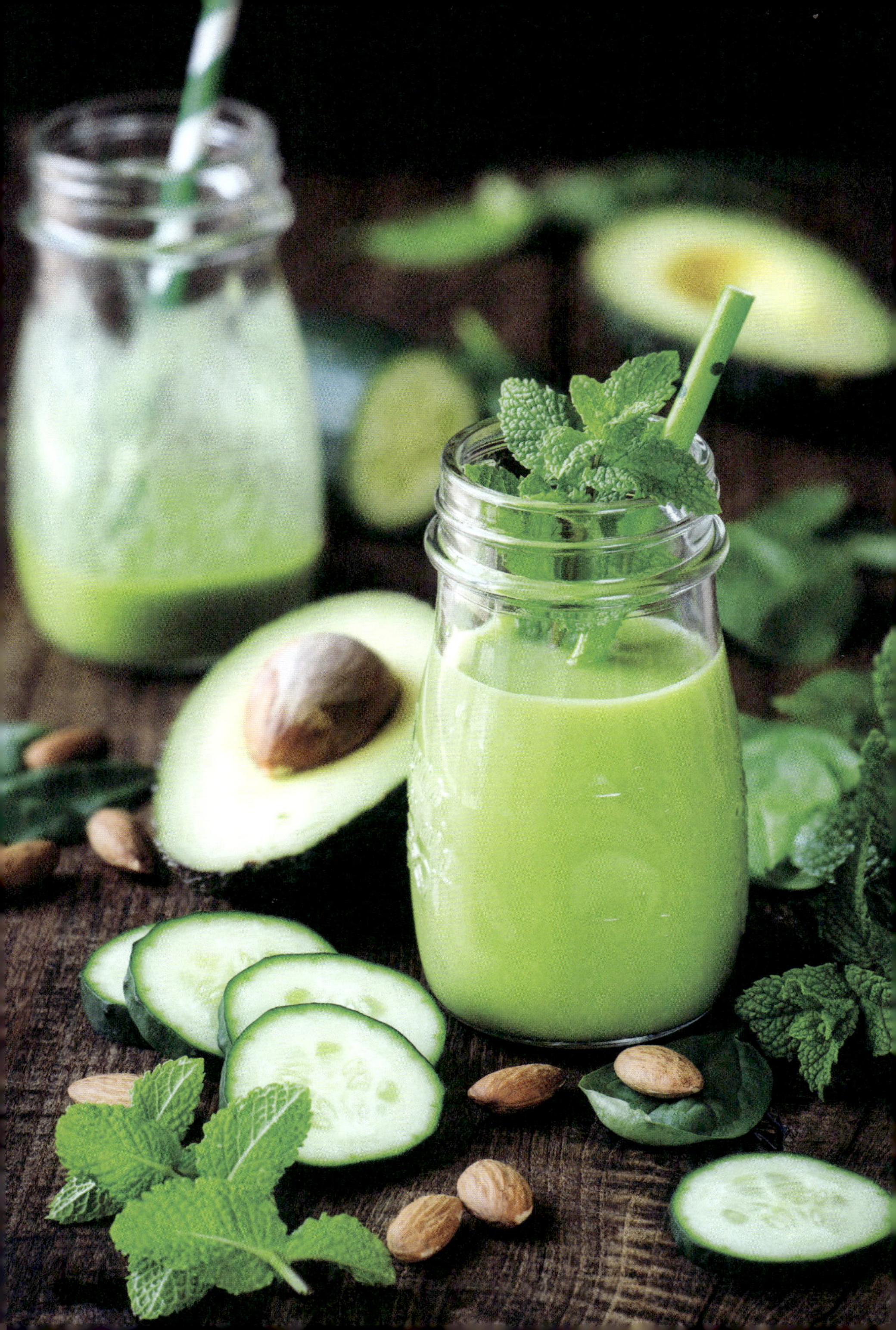

Gaufres salées *simplissimes*

Pour accompagner un déjeuner sur le pouce
ou pour un en-cas sain.

Pour **2 gaufres** | Préparation : **10 min** | Cuisson : **entre 10 et 15 min**

• 60 g de cheddar râpé • 25 g de farine d'amande
• ¼ de c. à c. de levure chimique • 1 œuf

Mélangez tous les ingrédients pour former une pâte bien homogène. Faites cuire dans un appareil à gaufre (ajoutez quelques minutes supplémentaires si vous les aimez bien grillées).

Remarque : *agrémentées de cream cheese (fromage Philadelphia par exemple) et de saumon fumé, avec une salade verte, elles sont un repas complet facile à emporter.*

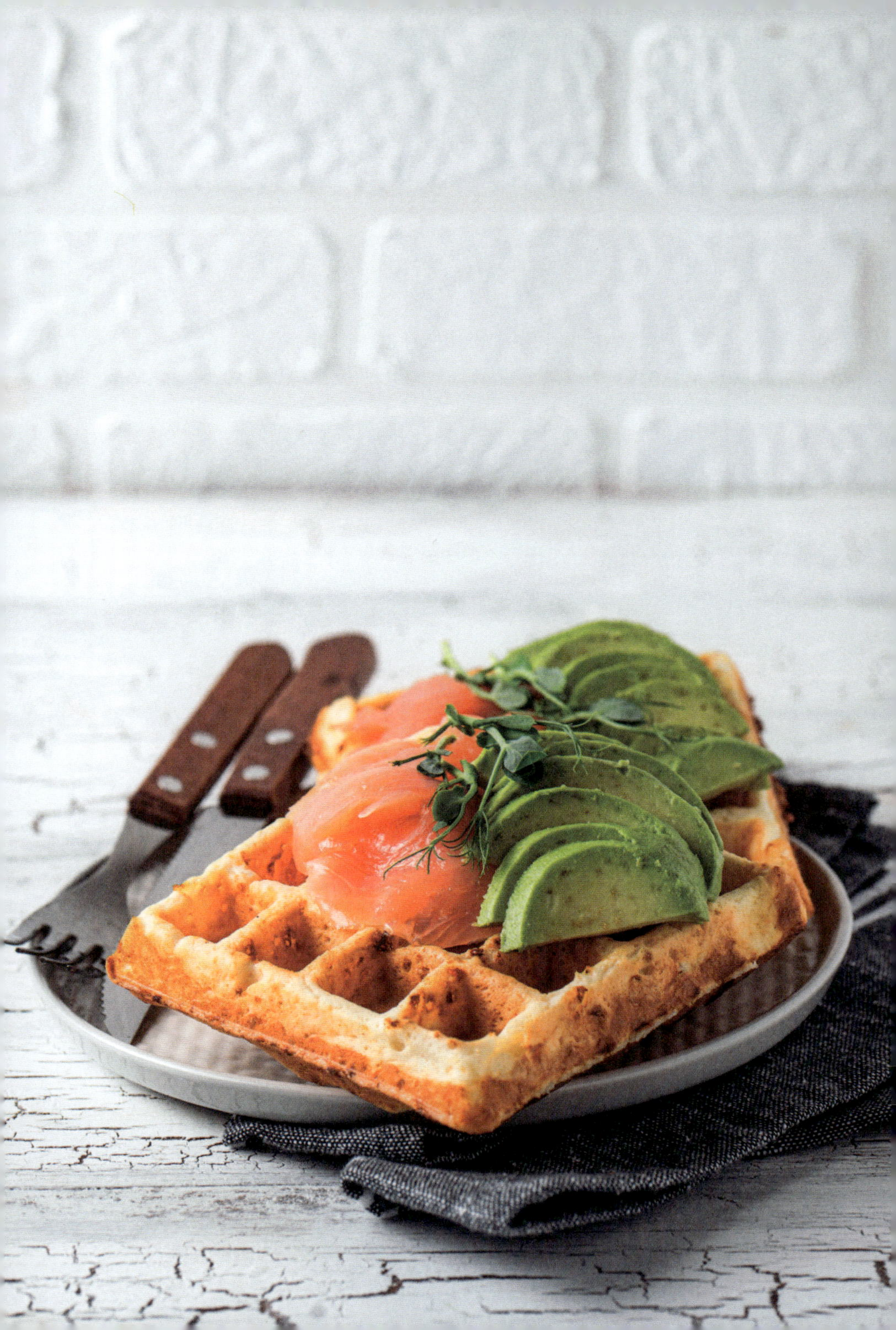

Gratin de courgettes *au fromage fondant*

Idéal pour servir lors d'un apéritif.

Pour **1 pain à trancher** | Préparation : **20 min** | Cuisson : **25 min**

• 250 g de courgettes râpées • 120 g de mozzarella râpée
• 1 c. à c. d'assaisonnement italien (que vous pouvez réaliser vous-même avec a minima basilic, origan, thym, romarin, sauge et à compléter à votre convenance avec du poivre noir, du laurier, de l'ail…)
• 30 g de farine d'amande • 45 g de parmesan râpé
• ½ c. à s. de persil finement haché • 1 œuf

Préchauffez le four à 230 °C. Tapissez une grande plaque de cuisson de papier sulfurisé.

Transférez les courgettes dans un grand bol et laissez reposer 5 à 10 min. Égouttez l'excès d'eau du bol de courgettes. À l'aide d'une étamine ou d'un torchon propre, essorez les courgettes pour les faire sécher au maximum.

Dans un saladier, mélangez les courgettes, l'œuf, le quart de la mozzarella, l'assaisonnement et la farine, jusqu'à ce que la préparation soit parfaitement homogène.

Versez le mélange obtenu sur la plaque. À l'aide d'une spatule, étalez la pâte de manière à ce qu'elle forme un rectangle d'environ 15 × 25 cm et mesure 1 cm d'épaisseur.

Faites cuire au four environ 15 min jusqu'à ce que les bords soient dorés et que les quatre côtés soient cuits.

Retirez du four et retournez délicatement la préparation, toujours sur un papier sulfurisé. Saupoudrez la surface avec le reste de la mozzarella, le parmesan et le persil, puis remettez au four pour prolonger la cuisson de 8 à 10 min.

Coupez dès la sortie du four selon la forme de votre choix.

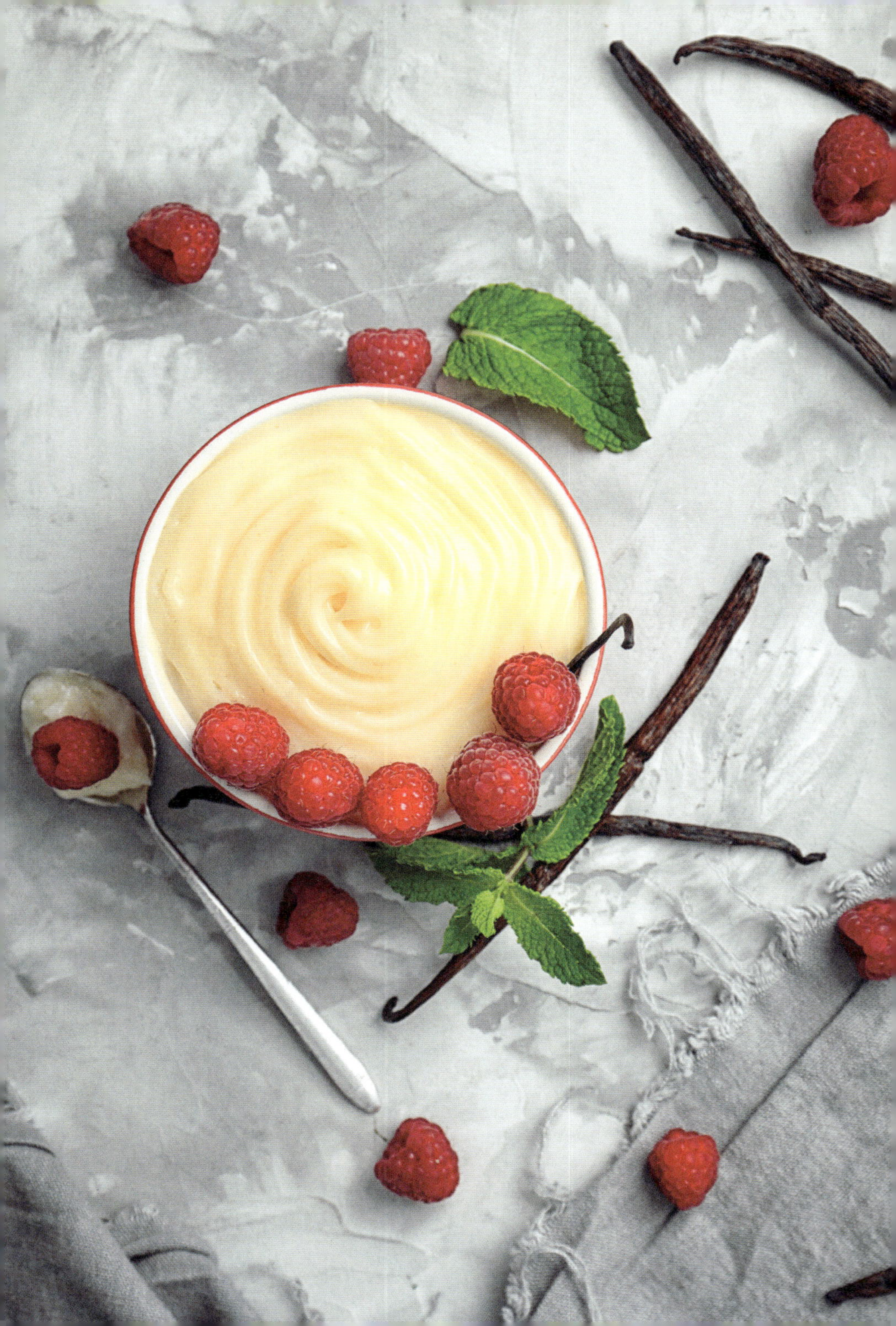

Pudding à la vanille

Parfait pour les petits creux de 16 heures.

Pour 2 pots | Préparation : 20 min | Cuisson : 25 min

• 240 ml de crème fraîche épaisse • 115 ml de lait de coco
• 3 blancs d'œufs • 1 c. à s. de poudre de stévia
• 1 c. à c. d'extrait de vanille sans sucre
• ¼ de c. à c. de gomme xanthane

Mixez tous les ingrédients pendant 3 min dans un blender. Transférez l'appareil dans une casserole et faites cuire à feu moyen pendant 3 min, sans arrêter de remuer.

Versez ensuite dans des pots en verre ou en céramique et laissez refroidir à température ambiante.

Réservez au réfrigérateur pendant 1 h et rajoutez ensuite quelques fraises, myrtilles ou framboises (au choix) au moment de servir.

Remarque : *les enfants adorent ces puddings ! On se les partage souvent pendant nos goûters mère-fille.*

Pizza keto au riz de chou-fleur

Pour les soirées entre amis, elle plaît à tout le monde !

Pour 1 pizza | Préparation : 10 min | Cuisson : 20-25 min

Pour la pâte ou riz de chou-fleur :
• 550 g de chou-fleur • 90 g de parmesan râpé • 30 g de mozzarella • 1 œuf • 1 pincée de sel • ½ c. à c. de poudre d'ail • ½ c. à c. d'origan séché

Pour la garniture :
• 180 ml de sauce tomate non sucrée • 150 g de mozzarella (ou tout autre fromage râpé) • 1 boîte de conserve de champignons de Paris entiers ou émincés • Olives (facultatif)

Préchauffez le four à 250 °C. Faites chauffer au micro-ondes le chou-fleur, préalablement haché menu au mixeur, pendant 5 min (si votre micro-ondes est très puissant, 3 min suffisent).

Laissez le chou-fleur refroidir, puis égouttez-le bien dans un torchon pour en extraire l'eau.

Rajoutez l'œuf, le parmesan, la mozzarella et les épices puis remuez jusqu'à former une pâte homogène.

Étalez la mixture obtenue sur un papier sulfurisé – préalablement étalé sur une plaque de cuisson.

Enfournez entre 10 et 15 min, jusqu'à ce que les côtés de la pâte soient bien dorés.

Sortez la pâte du four et ajoutez la garniture sur votre pizza.

Remettez à cuire entre 5 et 7 min.

Remarque : *vous pouvez varier les garnitures à l'infini, ricotta-saumon-oseille, poulet grillé, bœuf haché…*

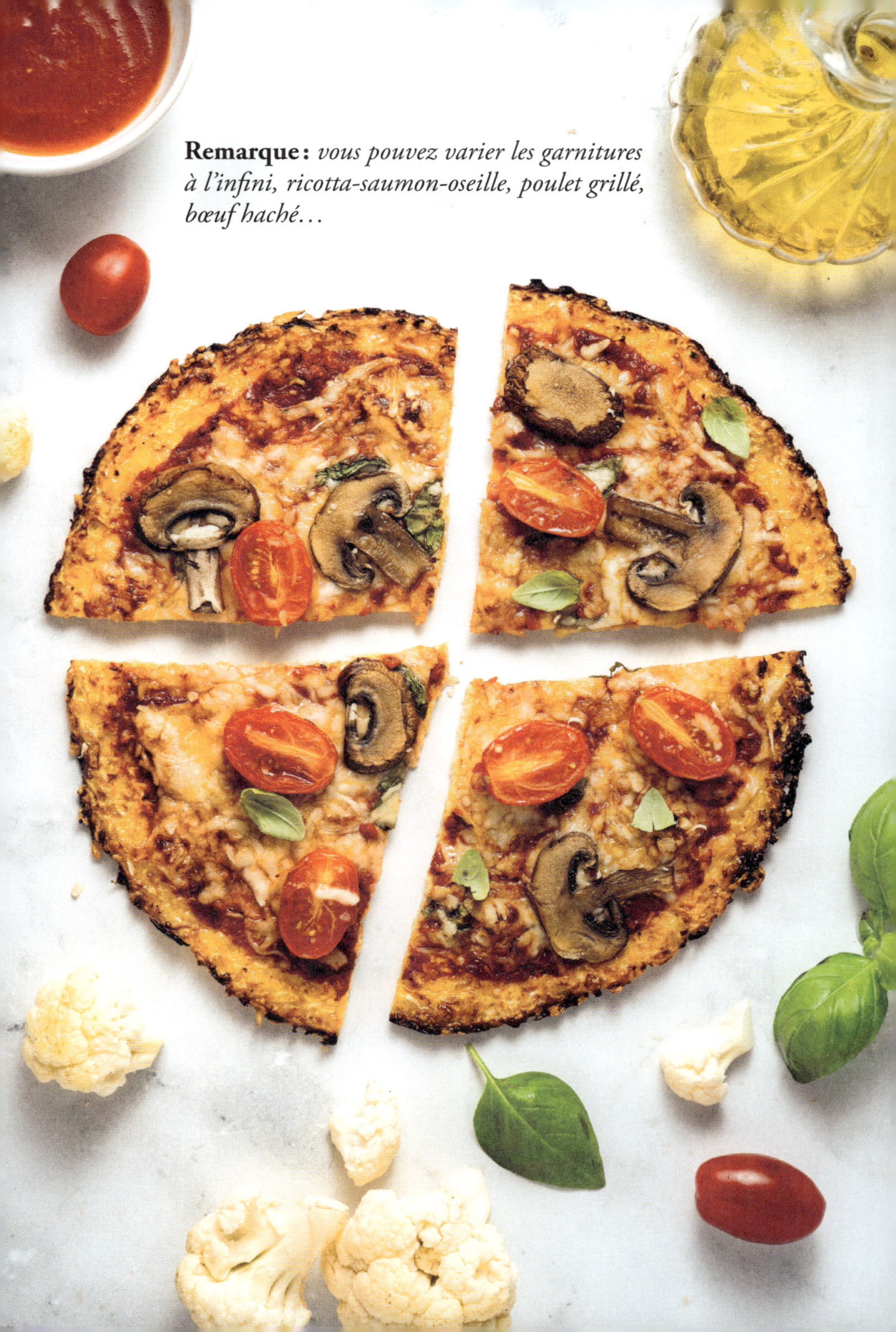

Pancakes keto parfaits

Une recette idéale pour les brunchs du dimanche matin.

15 pancakes | Préparation : 10 min | Cuisson : 6 min par pancake

• 2 œufs • 35 ml de lait de coco (mais n'importe quelle boisson peut être utilisée) • 20 ml d'huile de coco, fondue et raffinée pour éviter le goût de noix de coco • 55 g de farine d'amande blanchie • 2 g de levure chimique • Extrait de vanille non sucré (facultatif) • 10 g de stévia ou d'érythritol • Garniture au choix

Commencez par fouetter les œufs, l'huile et le lait de coco dans un petit bol.

Dans un autre bol, mélangez la farine d'amande et la levure chimique. Incorporez ce mélange aux ingrédients humides et amalgamer bien le tout jusqu'à ce que la pâte soit homogène.

Graissez une grande poêle anti-adhésive et placez-la sur feu moyen. Une fois chaude, versez-y des louches de pâte et couvrez. Le fait de couvrir aide les pancakes à gonfler et à cuire uniformément, les rendant très légers et moelleux.

Cuire les pancakes pendant 3 à 4 min jusqu'à ce que des bulles commencent à apparaître sur les bords. Retournez-les et couvrez à nouveau, en laissant cuire 2 min supplémentaires.

Rajoutez la garniture souhaitée sur le dessus des pancakes. Pour moi, c'est pâte à tartiner keto, des myrtilles ou des fraises (voire les 2 !).

Remarque : *avec mon emploi du temps ultra chargé, j'en prépare souvent une grande quantité le week-end, pour les réchauffer simplement les matins suivants.*

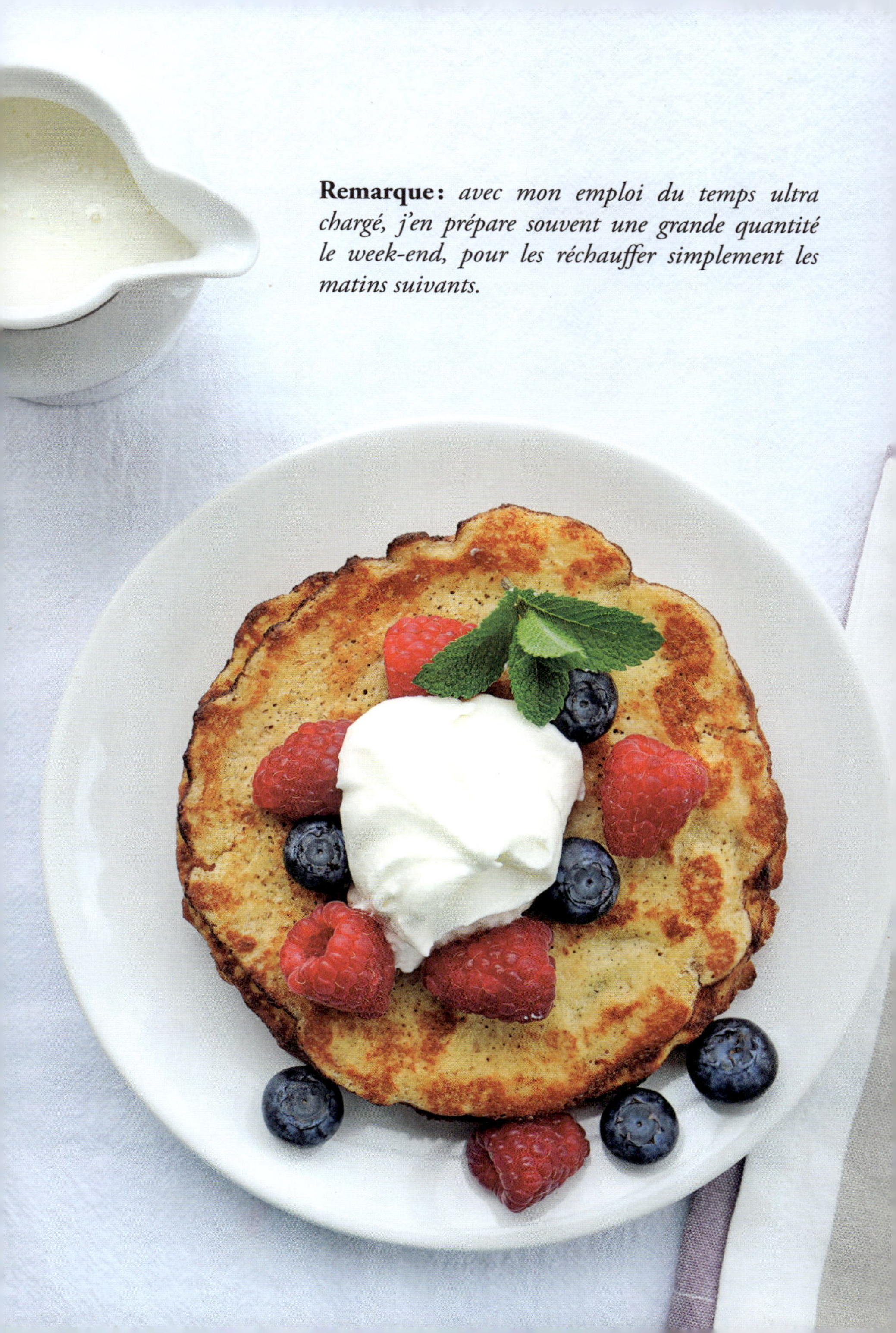

Overnight porridge

Préparée la veille au soir, cette petite douceur sera parfaite pour les matins où vous êtes pressé.

Pour 2 ramequins | Préparation : 5 min

• 2 c. à c. de graines de chia • 230 ml de lait de coco non sucré • Quelques gouttes de stévia liquide à la vanille ou 1 c. à c. de stévia en poudre

Mélangez les trois ingrédients puis versez la préparation obtenue dans des petits ramequins.

Placez-les au réfrigérateur toute une nuit.

Vous obtenez ainsi une base que vous pouvez ensuite accommoder selon vos goûts. Je vous donne quelques exemples pour varier les plaisirs :

- Thé vert matcha + boisson végétale aux noix de macadamia + framboises (fraîches ou en compote)
- Cacao en poudre non sucré + noisettes + boisson végétale à l'amande
- Cacao en poudre non sucré + boisson végétale à l'amande + compote de framboise
- Fraises + yaourt à la grecque + boisson végétale à l'amande
- Boisson végétale aux noix de cajou + myrtilles fraîches + flocons de noix de coco
- Lait de coco + zeste de citron ou d'orange

- Purée d'amande + baies + flocons de noix de coco
- Beurre de cacahuète + cacao en poudre non sucré + boisson végétale à l'amande
- Beurre de cacahuète + framboises

Remarque : *ces puddings sont très riches en protéines de bonne qualité, en fibres, en oméga-3, en minéraux et en antioxydants essentiels. Tout ça grâce aux graines de chia !*

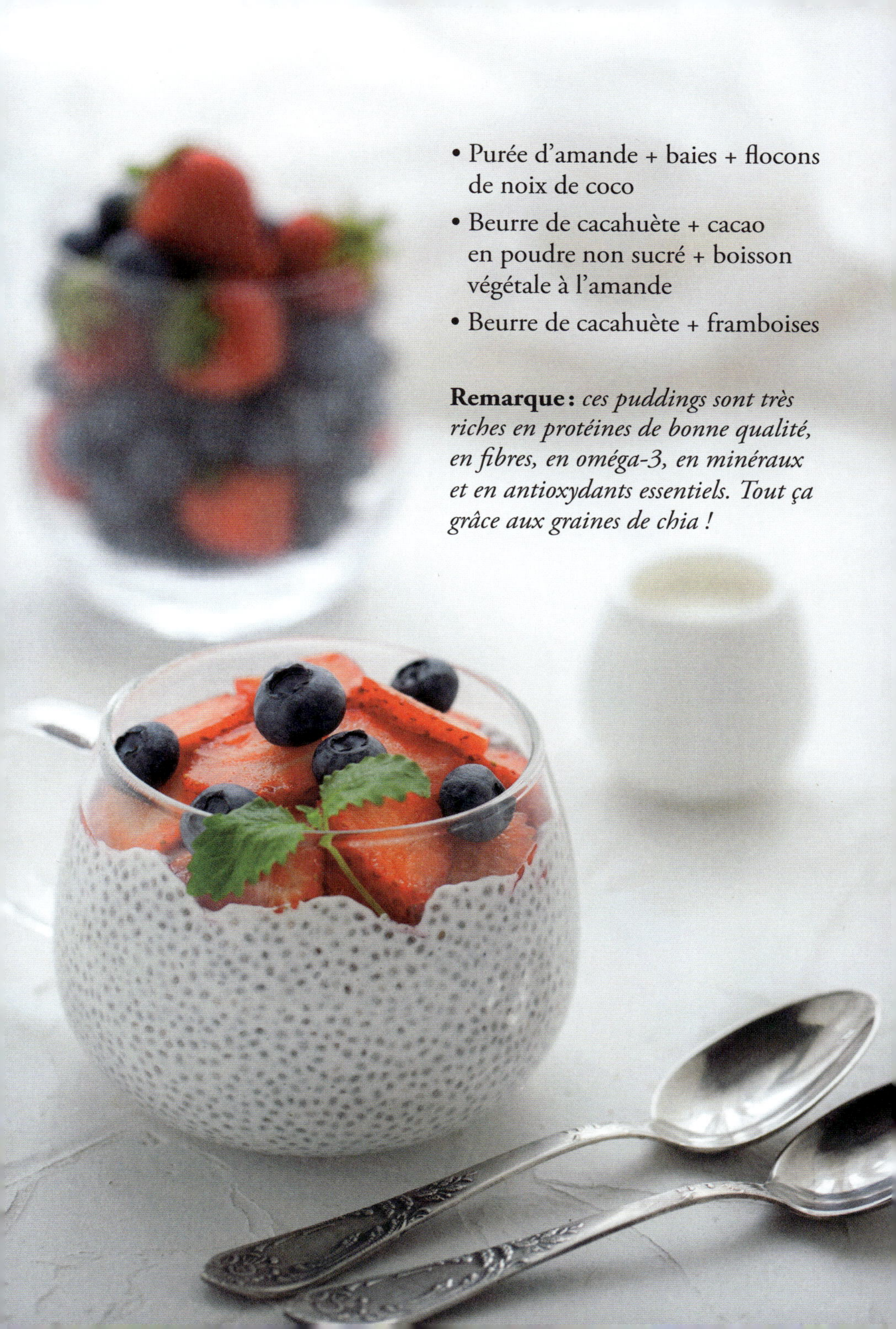

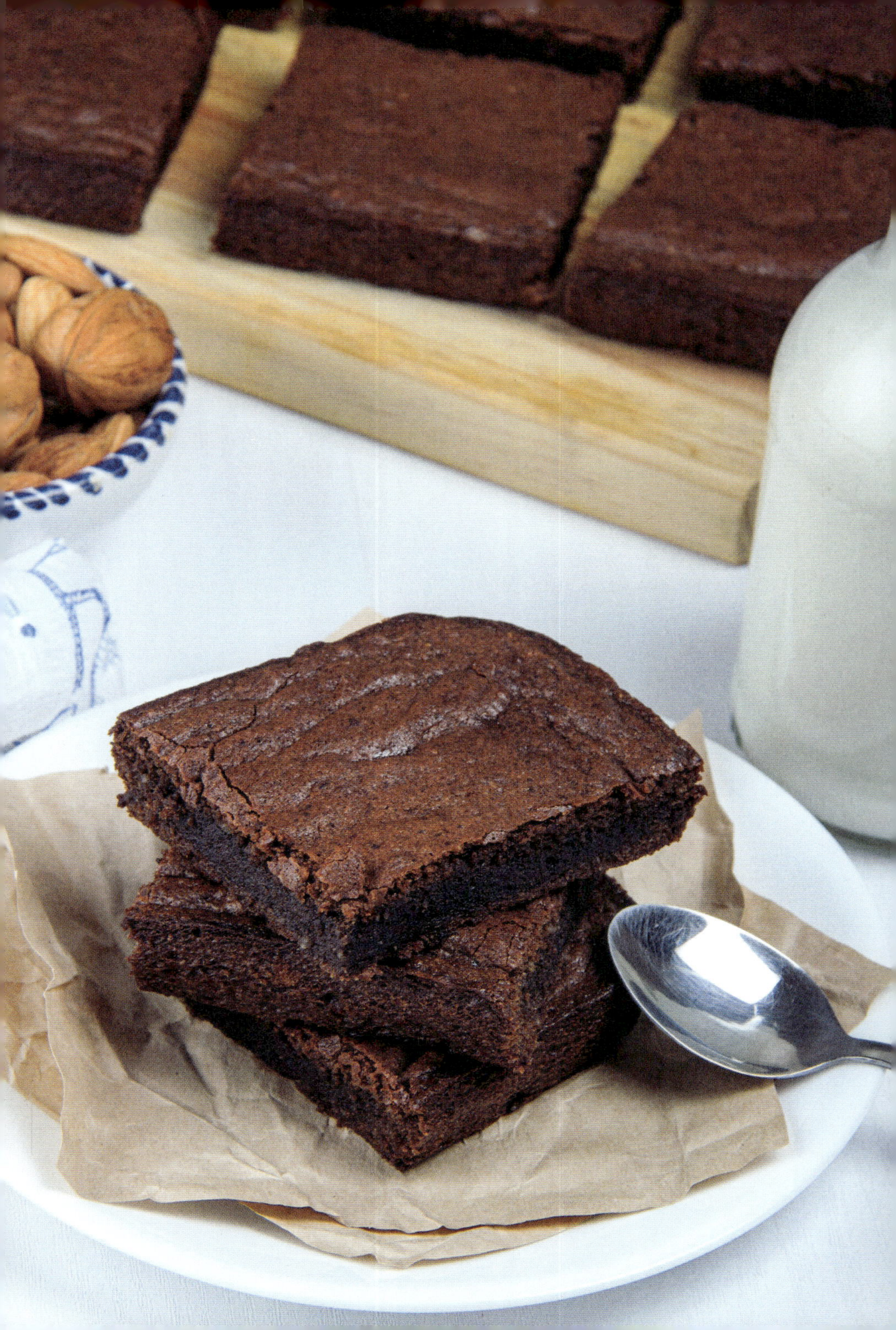

Gâteau au chocolat keto

Pour des anniversaires gourmands !

Pour 8 personnes | Préparation : 20 min | Cuisson : 35 min

• 200 g de chocolat noir à 70 % • 200 ml de crème liquide entière • 4 œufs • 1 pincée de sel • 20 g de stévia en poudre

Préchauffez votre four à 180 °C.

Dans un saladier, faites fondre le chocolat au bain-marie en mélangeant régulièrement pour obtenir une texture onctueuse sans morceaux.

Dans une petite casserole, faites chauffer la crème liquide puis versez-la petit à petit dans le chocolat fondu en mélangeant, de manière à obtenir une préparation homogène. Puis laissez refroidir.

Quand la préparation est tiède, séparez les jaunes d'œufs des blancs. Versez les premiers un à un, dans le chocolat. Ajoutez ensuite la stévia.

Montez les blancs d'œufs en neige avec le sel, puis incorporez-les en deux fois dans la préparation au chocolat. Mélangez délicatement afin de ne pas casser l'effet aérien des blancs en neige.

Versez la pâte dans un moule rond anti-adhésif. Enfournez pour environ 35 min, puis laissez refroidir avant de vous régaler.

Remarque : *pour apporter une touche de peps, j'aime bien ajouter des zestes de citron ou d'orange à la préparation avant cuisson.*

Ma vinaigrette keto fétiche

Pour donner un accent italien à vos salades !
Il s'agit de ma recette de vinaigrette passe-partout,
car elle s'accorde avec tout.

Pour 4 personnes | Préparation : 5 min

• 3 c. à s. d'huile d'olive • 1 c. à s. de vinaigre de vin blanc • ½ c. à s. de jus de citron • 1 gousse d'ail hachée • 1 c. à s. de persil haché • Basilic séché • Origan séché

Dans un bol, mélangez bien tous les ingrédients au fouet ou à la fourchette.

Versez sur votre salade juste avant de servir.

Vinaigrette keto pour salade Caesar

Voici un classique revisité !

Pour 4 personnes | Préparation : 5 min

• 110 g de mayonnaise • 3 c. à s. d'huile d'olive • 20 g de parmesan finement râpé • 1 c. à s. de jus de citron • 1 c. à c. de moutarde de Dijon • 1 gousse d'ail hachée • 1 c. à c. de pâte d'anchois (facultatif)

Dans un bol, fouettez tous les ingrédients jusqu'à obtenir une vinaigrette bien homogène.

Versez-la sur votre salade Caesar juste avant de servir.

Remarque : *pour une salade Caesar keto, pensez bien à supprimer les croûtons de la recette traditionnelle !*

Épilogue

LE 2 OCTOBRE 2024, JE FRANCHIRAI LE CAP des 40 ans. Un palier qui me fait réfléchir incite à l'introspection. Suis-je satisfaite du chemin parcouru ? Oui, sans hésitation. Satisfaite, reconnaissante, fière. De chaque succès, de chaque déroute, de chaque difficulté. Et après ? Jusqu'où puis-je aller ? Ai-je envie de pousser plus loin ? Y a-t-il une limite ? Dois-je m'en fixer une ou est-il préférable de poursuivre, de voir où la vie souhaite me mener ? Je choisis la seconde option. Je rêve grand depuis toujours, je continuerai à rêver démesuré.

Quand je regarde dans le rétroviseur, j'y vois des étapes dont je ne cesserai de cultiver le souvenir gratifiant. Mes trophées de tennis, cela va de soi. Ma vie familiale radieuse, une chance inouïe. Quelques moments marquants de ma nouvelle carrière de journaliste sportive. Comme cette interview de Noël Le Graët, l'ancien président de la Fédération française de football, qui avait tenu des propos peu amènes sur Zinédine Zidane. Propos qui avaient trouvé une résonance bien au-delà des ondes radiophoniques. Ou d'autres face-à-face, personnellement enrichissants. L'honneur d'accueillir Novak Djokovic, le plus grand champion de l'histoire du tennis, à deux reprises. Ma rencontre avec Tom Cruise, indubitablement (voir photo p. 182). Après le plaisir de l'interviewer, le privilège de rester en contact. Je sollicite régulièrement ses lumières et ses conseils professionnels. Il me l'avait si gentiment proposé. Il m'a aidé à concevoir la couverture du livre que vous avez entre les mains par exemple. Qu'une telle icône apprécie de partager un peu de son temps si précieux avec moi ? Voilà bien un privilège auquel je ne m'attendais pas.

Depuis que ma fille est née, mes priorités ont changé. Chaque seconde de mon temps libre lui est dédiée. Il s'agit du plus grand challenge de ma vie, celui comportant le plus gros enjeu. Je veux essayer d'être la meilleure des mamans possible. Un guide, un rempart, un soutien. J'aimerais tellement lui épargner les coups durs de la vie. Je sais que je ne pourrai pas les encaisser tous à sa place. Tout ce que je peux faire, c'est lui donner les armes que j'ai appris moi-même à manier. Ainsi que lui transmettre les valeurs que j'estime essentielles, que mes propres parents m'ont inculquées : le travail, la rigueur, la gratitude, l'humilité.

Je réserve à Kamilya chaque minute disponible dans mon emploi du temps. Il est chargé, cela ne pourrait être autrement. Sinon, je m'ennuierais. J'ai besoin de cette occupation, de cette effervescence. Certaines personnes de mon entourage se disent épuisées quand je raconte tout ce que je fais. Pour moi, c'est tout l'inverse. Mes missions multiples me stimulent, me rechargent. N'est-ce pas une aubaine rare que de pouvoir se lever tous les matins et de vivre de ses passions ? Je vous détaille un peu mon quotidien. Les semaines où je suis à Dubaï se partagent entre mes casquettes d'entraîneuse et de chroniqueuse. Je consacre cinq heures par jour, six jours sur sept, à deux jeunes joueurs de tennis que j'entraîne. J'ajoute une heure de sport quotidienne, rien que pour moi cette fois. Pour mon bien-être. Le reste du planning est découpé entre mes différentes émissions de radio sur RMC (voir photo p. 180). Temps de préparation et d'enregistrement pour deux Super Moscato Show par semaine en moyenne, un podcast des Grandes Gueules du Sport et mon propre programme. Le mien, celui dont je tiens entièrement les rênes, celui qui porte mon nom : Bartoli Time, diffusé tous les dimanches soir. Quelques semaines spéciales ponctuent l'année. Je quitte alors ma routine adorée pour décoller vers les pays qui accueillent les tournois du Grand Chelem. Pour commenter Roland-Garros, Wimbledon, l'US Open, l'Open d'Australie. Pour les chaînes de télévision qui m'emploient, pour le public, je vibre pendant quinze jours au rythme unique du tennis. Tant que me sera offert ce privilège d'être aux premières loges, je serai aux anges. Ma madeleine de Proust restera l'ambiance des courts. Toujours.

Quand je me pose quelques secondes, que je réfléchis à tous ces gens qui m'accordent leur confiance, j'en suis décontenancée. Bien sûr, faire profiter le plus grand nombre de mon expérience est un désir qui m'anime depuis longtemps. Que cette expérience trouve un tel écho continuera de me stupéfier. Aller toujours plus loin pour parler de sport, des sportifs, voilà le chemin que j'aspire à poursuivre. Pour y arriver, des opportunités incroyables me sont données. J'ai récemment été conviée par la ministre des Sports, Amélie Oudéa-Castéra, pour intervenir lors d'une rencontre avec des associations et des responsables de réseaux sociaux. La thématique : la santé mentale et le harcèlement en ligne des athlètes de haut niveau. Un sujet qui me tient particulièrement à cœur. Partager mon vécu pour aider toutes celles et ceux qui pourraient en tirer un bénéfice ? Je répondrai toujours présente, à chaque fois que je serai sollicitée pour apporter ma pierre à cet édifice. C'est pourquoi, quand RMC et BFM m'ont proposé de m'asseoir autour de la table pour le grand entretien du président de la République organisé au Grand Palais, de faire partie des trois sportifs sélectionnés pour l'interroger sur le prestigieux sujet des

Jeux olympiques de Paris 2024, j'ai répondu oui. Sans hésiter ! Je peux cocher cette case dans ma « check-list ». On ne peut pas viser plus haut que ça.

J'ai encore des rêves. Illimités, en nombre comme en ampleur. Le premier : poursuivre mes activités de chroniqueuse radio, de commentatrice télé, tant que mes employeurs m'en donneront l'opportunité. Le second : accueillir à mon micro des athlètes qui m'inspirent. Comme Lewis Hamilton, mon idole. Comme Serena Williams, mon amie. Et le Graal. L'intouchable, l'inaccessible Zinédine Zidane. Quasiment impossible tellement il est sollicité de toute part. J'aime les missions impossibles. Je me sentirai pleinement vivante, vibrante, tant que j'aurai des défis à relever.

Souvenirs, souvenirs...

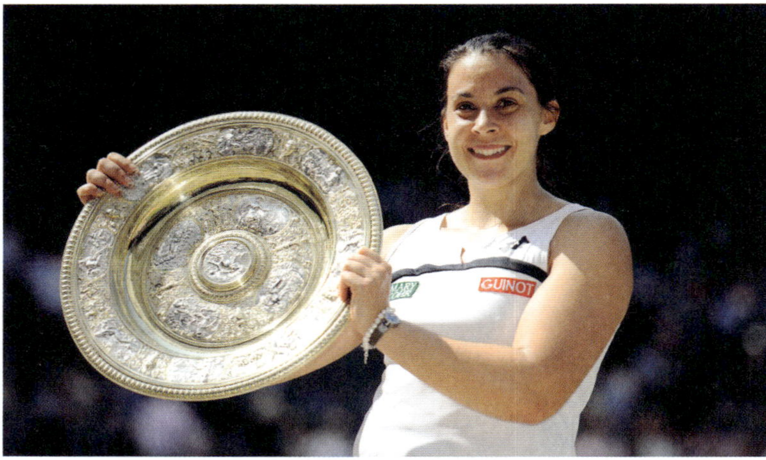

Victoire de Marion Bartoli au tournoi de Wimbledon, le 6 juillet 2013.

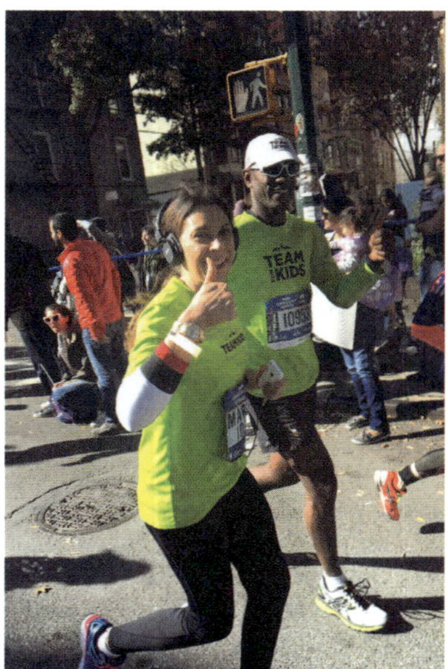

Au marathon de New York, le 6 novembre 2016.

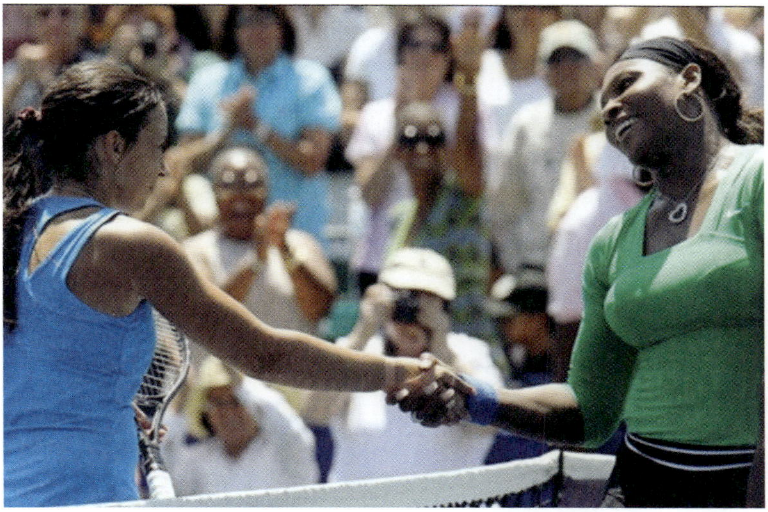

Match entre Marion Bartoli et Serena Williams au tournoi d'exhibition du Tie Break Tens, au Madison Square Garden, New York, 5 mars 2018.

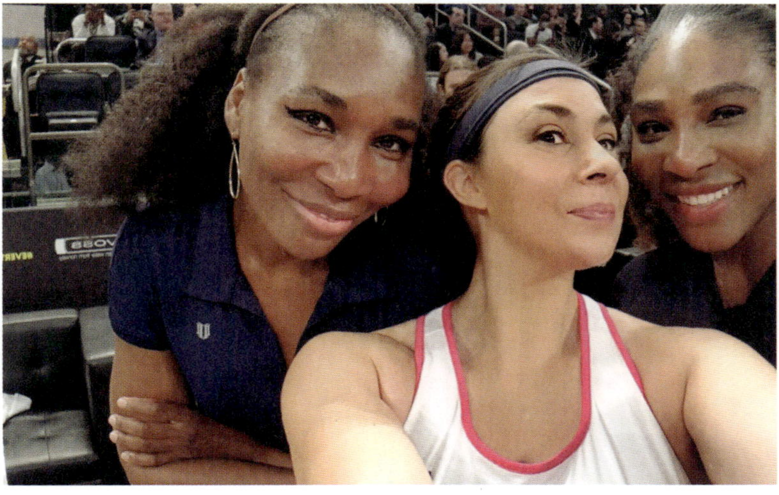

Marion Bartoli entourée des soeurs Williams lors du Tie Break Tens au Madison Square Garden, New York, 5 mars 2018.

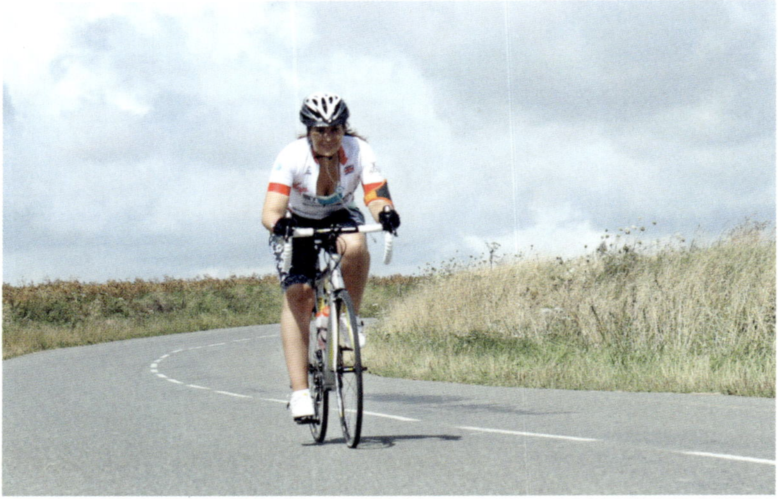

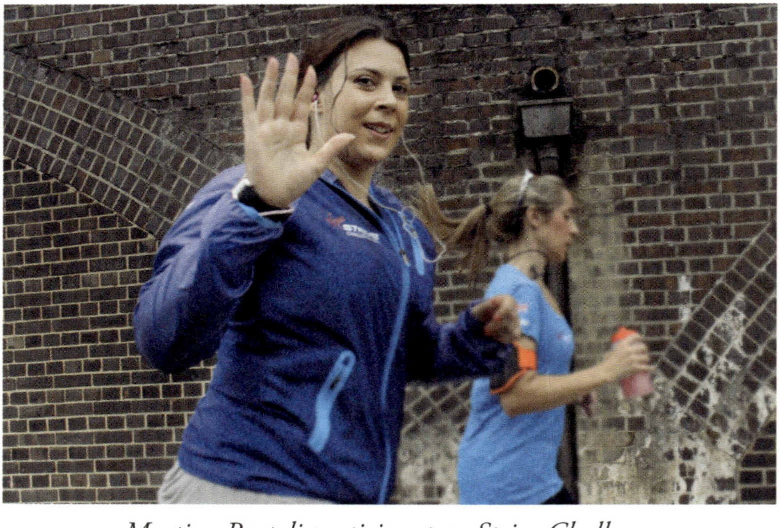

Martion Bartoli participant au Strive Challenge

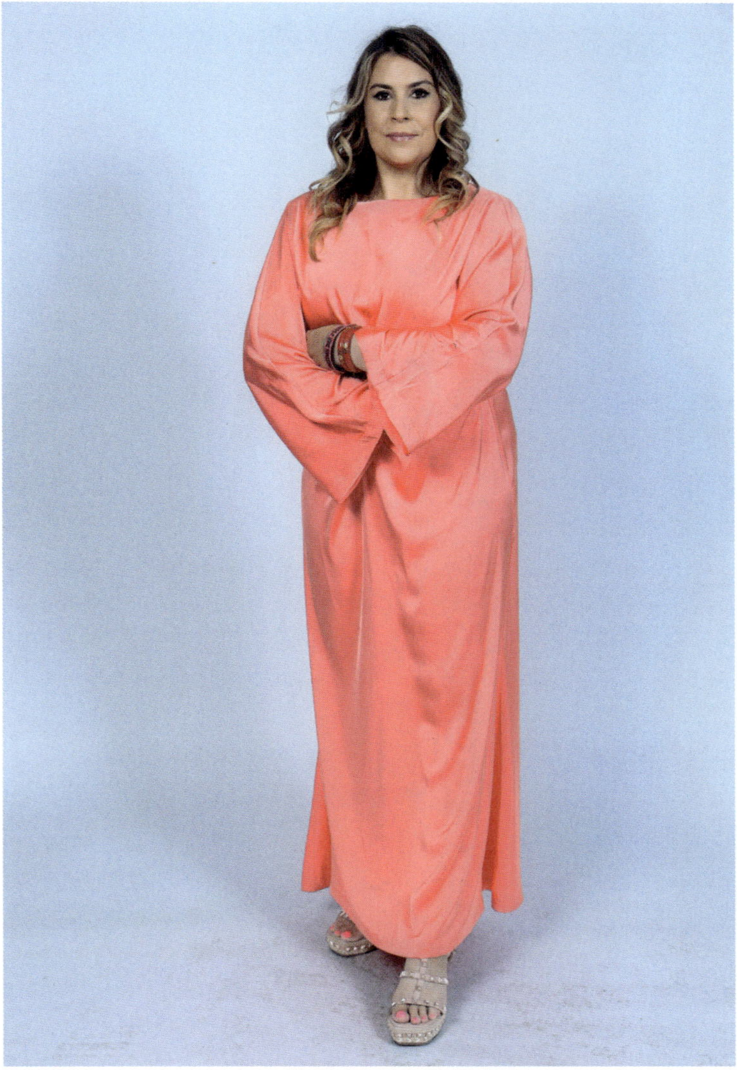

Séance photo pour RMC Sport, la chaîne qui diffuse « Bartoli Time »

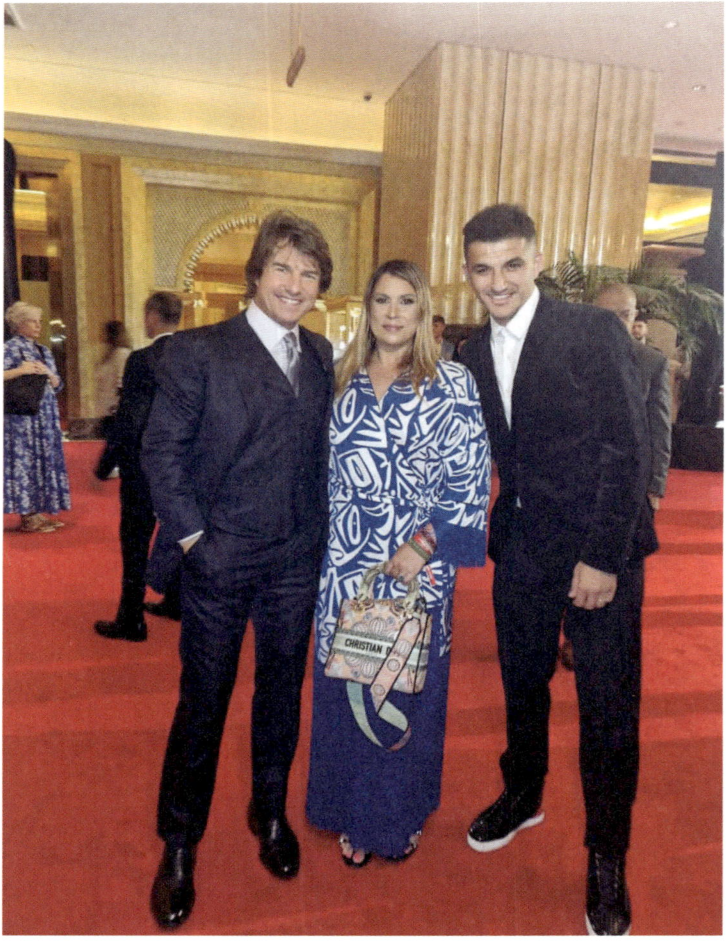

Entourée de Tom Cruise et de son mari,
Yahya Boumediene, à l'avant-première du film
Mission impossible 7, *le 26 juin 2023*

À propos de l'auteure

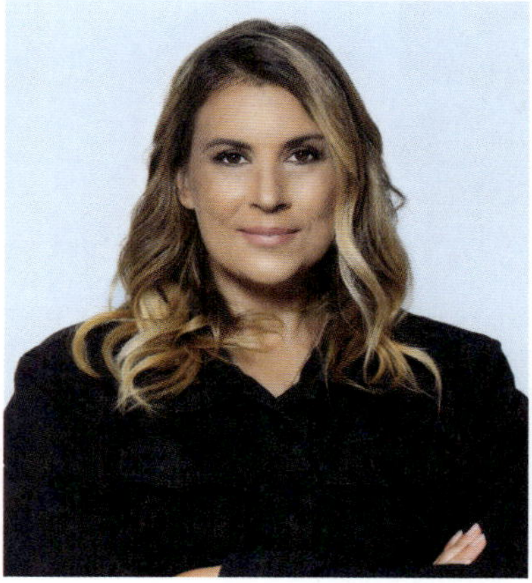

Championne de tennis, Marion Bartoli a connu l'apothéose de sa carrière en remportant le tournoi de Wimbledon en 2013. Elle partage désormais sa passion pour le sport derrière les micros, en tant que commentatrice, consultante et chroniqueuse pour RMC Sport. Elle anime également « Bartoli Time » chaque dimanche soir à 19 h, une émission où elle fait le point sur toute l'actualité sportive du week-end.

Retrouvez Marion sur les réseaux !

@bartolimarion

@bartoli_marion

Des centaines de recettes pour se régaler en mangeant keto

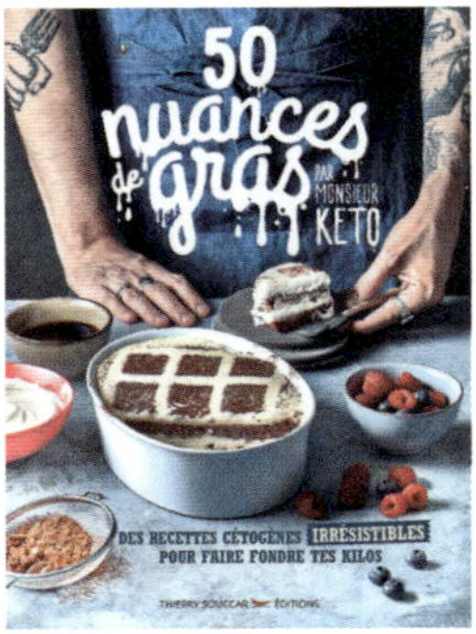

50 nuances de gras
14,90 €

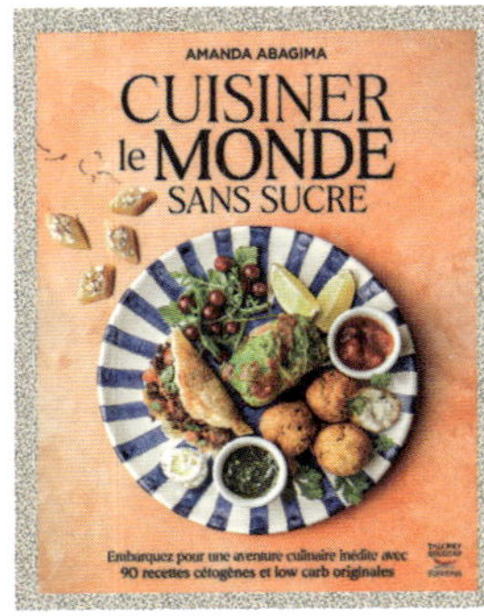

Cuisiner le monde sans sucre
28,90 €

Une collection de guides de recettes 100% cétogène pour cuisiner simple et savoureux au quotidien - 12,90 €

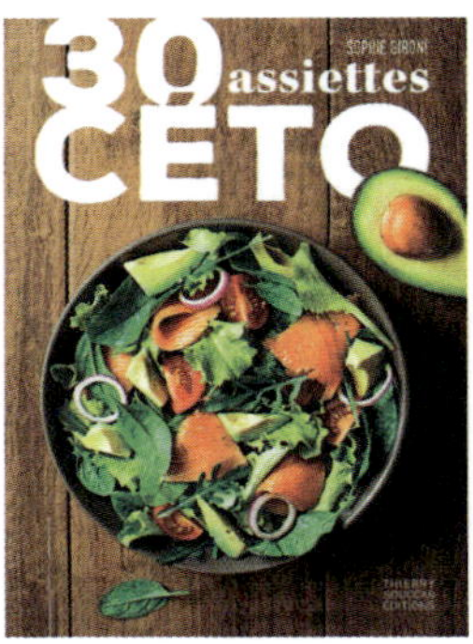

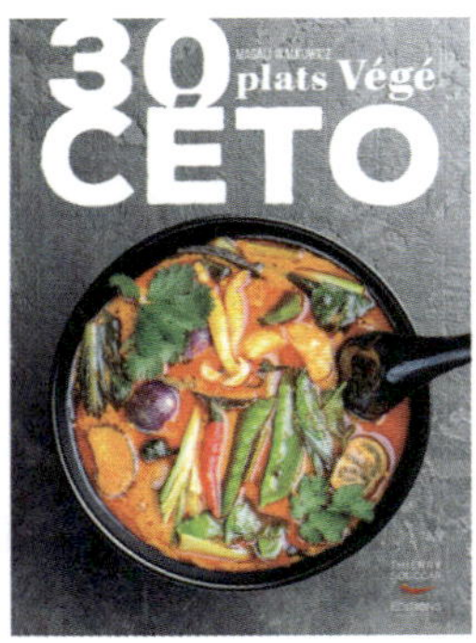

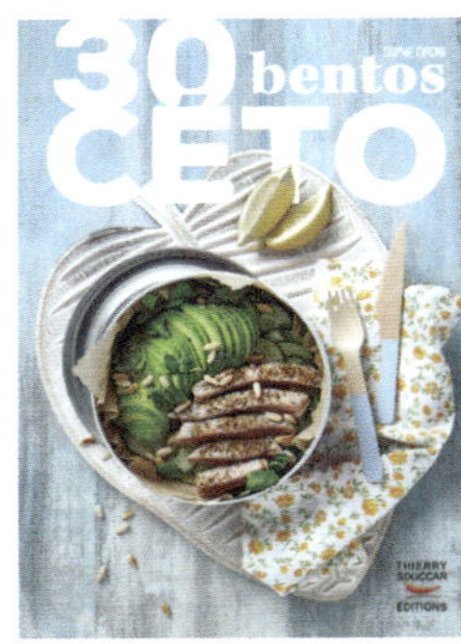

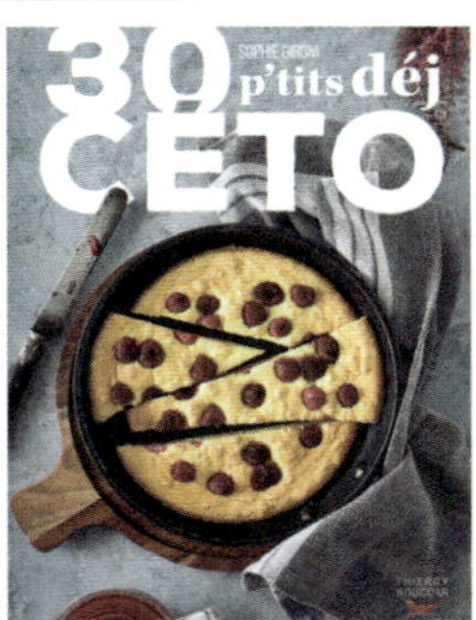

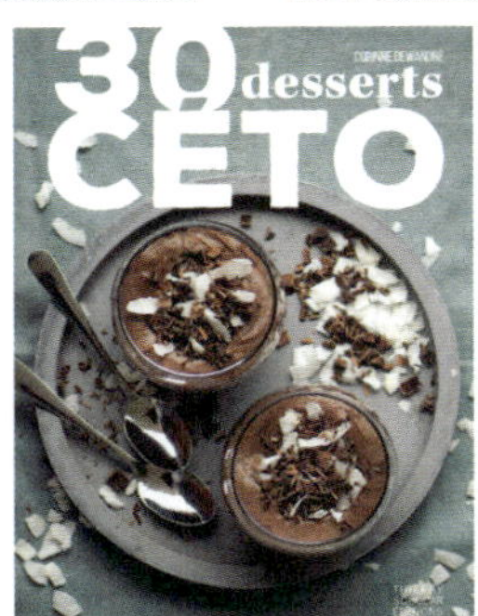